歯科医院のホスピタリティ

― チーム医療のススメ ―

編・著　飯野 文彦 ｜ 若林 健史

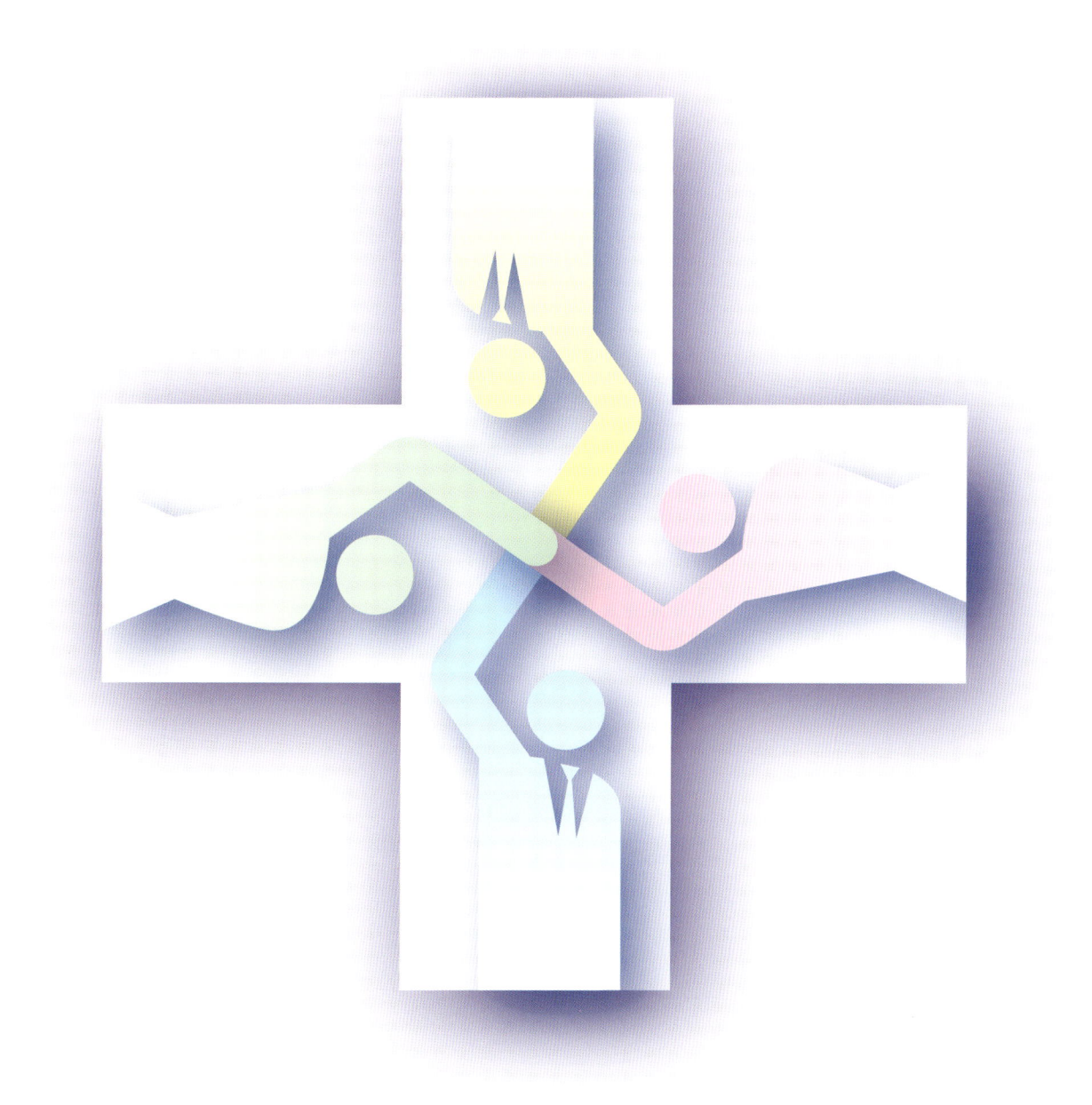

財団法人　口腔保健協会

序　文

　現在，歯科界は大変な時期を迎えているのではないでしょうか．20年以上横ばいの保険医療制度，歯科医院過剰，大学歯学部・歯科大学の定員割れ，国家試験の低合格率，歯科技工士および歯科衛生士の職離れなど，歯科医療に対する国民の意識もかなり低落しているものと思われます．このような時代に，ご自分の歯科医院が健全な治療と安定した運営を維持し，さらに今後も継続していけるのかは，開業医のすべての先生方が悩んでおられることと思います．安心した医療の提供と安定した経営に対してはこれといった解答はないのかもしれません．しかしながらこのような社会状況の中でも，ご自分の特徴を生かした医院経営をなされている方がたくさんいらっしゃいます．ご自分の得意分野（専門），立地条件，生活環境，スタッフ教育，医院設計などを活かし，健全な医院環境を築いております．

　本書は，これからの歯科医院はどのようにすれば生き残っていけるのかそのヒントになればと思い企画いたしました．紹介した先生方も「～だから」成功していると思っているわけではありません．常に不安を感じつつ，どうすればよりよい診療を提供し，患者さんが安心して来院して笑顔で帰っていただけるかを考えておられます．執筆者にはテーマにそってご執筆いただきましたが，ご本人のいい回しをなるべく編集せず，生の声が伝わるようにと掲載しました．若干統一性に欠け，読みにくさが残っているとは思いますがご了承いただきたいと思います．

　もう一つ大切なこととして，健全な医院経営にはチーム医療が欠かせないということです．歯科医師は「治療」だけ，歯科衛生士は「診療補助・予防指導」だけなどと自分の役割をこなすのみでは，患者さんに伝わらないと思います．歯科スタッフと教育現場の先生にも執筆をお願いしました．歯科医院に勤務するスタッフと歯科関係者を育てる機関にも，見直していただきたい点はたくさんあります．完璧な状態で歯科医院は運営できません．読者には歯科医師を取り囲む環境を知っていただき，患者さんに望まれる歯科医院・歯科医師はどうあるべきか，また歯科医師・歯科衛生士が一丸となりチーム医療を行うにはどうしたらよいのかを考える書籍になることを望んでいます．

　先が見えない歯科界だからこそ，自分なりの考えを構築していくためのヒントとしていただくことが，本書出版の意義と感じます．

平成22年6月

編著　飯野　文彦

若林　健史

目　次

序文

第1章　歯科医療とは …………………………………………………………………… 1
　　1　歯科医療の実態／1
　　2　歯科医療とは何か？／3
　　3　自分らしい歯科医院の設立／4

第2章　歯科医療におけるスタッフの位置づけ ……………………………………… 6
　　1　医師，歯科衛生士，受付・アシスタント，歯科技工士の繋がり／6
　　2　チーム医療の必要性と重要性／9
　　3　歯科医院における衛生士教育の実際／16
　　4　歯科医院の評価を高めるために／25
　　5　患者サービス学再考／34

第3章　歯科医院の設計 ………………………………………………………………… 39
　　1　歯科医院設計の考え方／39
　　2　歯科医療はサービス業／39
　　3　ソフト面／40
　　4　医院の紹介／43
　　5　滅菌・消毒・管理のしやすい医院とは／44
　　6　器具の管理／46
　　7　カウンセリングの必要性／48
　　8　おわりに／50

第4章　院内システムについて（院長の特性を生かした歯科医院） ………………… 51
　1．杉山矯正歯科医院 …………………………………………………………………… 51
　　1　杉山矯正歯科医院の特徴／51
　　2　患者さんへの気遣い／53
　　3　歯科医院とスタッフとの連携／55
　　4　医院の設計について／56
　　5　理想の歯科診療とは／57
　2．石谷歯科医院（歯周病） …………………………………………………………… 59
　　1　はじめに／59
　　2　歯周病治療を中心にした患者さんへの対応と診療システム／59
　　3　医院の設計について／64
　　4　歯科医院とスタッフの連携／65

  5 これからの歯科医院とは／66
 3. タナカ歯科医院（小児歯科） ……………………………………………… 67
  1 地域特性を考える／67
  2 コンセプトを持った診療室設計／67
  3 診療システムの合理化／68
  4 スタッフ構成と業務／69
  5 診療環境／69
  6 小児のための診療設備とアメニティ／71
  7 小児歯科医院の社会的意義／71
  8 地域連携システムの構築／72
  9 理想の歯科診療／73
 4. ノブデンタルオフィス（審美歯科） ………………………………………… 75
  1 ノブデンタルオフィスの変遷と特徴／75
  2 患者さんとのコミュニケーション／75
  3 スタッフとの連携／78
  4 コンセプトのある歯科医院づくり／78
  5 審美歯科治療とは／79
  6 当院の目指すべき方向性と目標について／83
 5. 麻布十番Dデンタルオフィス（補綴） ……………………………………… 85
  1 麻布十番Dデンタルオフィスの特徴／85
  2 麻布十番Dデンタルオフィスの診療環境／89
  3 スタッフ体系／91
  4 理想の歯科診療とは／92

第5章　スタッフから …………………………………………………………… 94
 1. 歯科衛生士の心構え ……………………………………………………… 94
  1 チーム医療とは／94
  2 チーム医療の中の歯科衛生士／95
  3 おわりに／96
 2. 総合病院のチーム医療と歯科衛生士 ……………………………………… 97
  1 はじめに／97
  2 チーム医療の中の歯科衛生士／97
  3 歯科衛生士間での情報共有／99
  4 患者さん中心の歯科医療／99
 3. 患者さんの笑顔のために！！ ……………………………………………… 101
  1 歯科医院とのかかわり／101
  2 チーム医療の中の歯科技工士／101
  3 これからの歯科技工士とは／103

第6章　教育の現場から …………………………………………………………… 104
1. これからの歯科医師に求められること（大学歯学部） ………………………… 104
　　1　はじめに／104
　　2　臨床実習の実質化と国家試験での実技試験の復活／104
　　3　患者に驚きと感動を与える基本治療の提供／105
　　4　コ・デンタルの現状への理解／106
　　5　おわりに／107
2. これからの歯科衛生士に求められること ………………………………………… 109
　　1　はじめに／109
　　2　人びとのニューズの把握／110
　　3　歯科衛生士業務に必要な能力／111
　　4　対象者が主役となるかかわり方を／113
3. これからの歯科技工士に求められること ………………………………………… 115
　　1　チーム医療の中で共通認識を持とう／115
　　2　歯科医療に関する幅広い知識／116
　　3　これからの歯科技工士／116

第7章　関連組織とのかかわり …………………………………………………… 118
　1　広い視野が必要／118
　2　学会活動／119
　3　歯科医師会，歯科技工士会，歯科衛生会／119
　4　学校歯科保健事業／121
　5　おわりに／122

おわりに ……………………………………………………………………………… 123

索引 …………………………………………………………………………………… 124

第1章 歯科医療とは

1 歯科医療の実態

　少し古いデータですが，1992年，野村総合研究所のリサーチによると「2010年までに歯科医師の収入は現在の40％まで落ち込む」という報告がありました．これは1990年には1,800万円あった収支の差額が2000年には1,000万円となり，報告書にある2010年には700万円まで落ちるということでした．平成18年の国税庁民間給与実態統計調査と，平成19年の総務省地方公務員給与実態調査および平成20年の厚生労働省賃金構造基本統計調査から，2009年の職業別年収の分析をみました．すると歯科医師の年収は，野村総研の予測通り737万円（ちなみに1位はパイロットの1,238万円，2位は医師の1,159万円）となっておりました．

　2007年10月，全国保険医団体連合会主催で開かれた集会において，歯科医師の5人に1人が年収300万円以下であるとの報告がありました．さらに帝国データバンクによると1987年度から2004年度に発生した医療機関の倒産は全国で628件あり，その約43％（268件）を歯科医院が占めているとの報告があります．年平均としても34件で，他業種と比較しましても多いとはいえませんが，育成・開業費用等の先行投資が多いことや，国にある程度保障されている職種のイメージからすると国民の驚きもさぞ大きいかと思われます．現在の歯科界は医院の廃業や歯科医師のワーキングプアなどさまざまな問題が浮かび上がっています．

　厚生労働省（旧厚生省）の1986年の調査によると，約7万人だった歯科医師数は2006年には9万7千人まで増加しました．20年間で2万7千人の歯科医師が増加したわけです．結果，1,730人の人口に対して1人の歯科医師数であったものが，1,300人に1人にまで減少しました．一方，歯科医療費総額は約2兆5億円で10年以上横ばいです．したがって歯科医一人あたりの収入および患者数は減り，過当競争が起こっていると指摘されています．この様な現状はマスメディアにも取り上げられています．2001年3月，テレビ朝日系の番組内では，歯科医院はコンビニエンスストアよりも多く，患者さんは2〜3

表1-1 小学生のなりたい職業ベスト20（性別）

小学生・男子	小学生・女子
1. 野球選手	1. 保育士・幼稚園の先生
2. サッカー選手	2. 看護師
3. 医師	2. マンガ家・イラストレーター
4. 研究者・大学教員	4. 芸能人（歌手・声優・お笑いタレントなど）
4. 大工	5. ケーキ屋・パティシエ
6. マンガ家・イラストレーター	6. 学校の先生
7. ゲームクリエイター・ゲームプログラマー	7. 美容師・理容師
8. 調理師・コック	8. 医師
9. バスケット選手	9. 獣医師
10. 警察官	10. 動物の訓練士・動物園などの飼育員
10. 消防士（レスキュー・救急救命士）	11. ファッションデザイナー・デザイナー
12. 建築家	12. ペットショップ
12. サラリーマン	13. 花屋
14. 芸能人（歌手・声優・お笑いタレントなど）	14. 音楽家（ピアニスト・バイオリニスト）
15. 法律家（弁護士・裁判官・検察官）	15. パン屋
15. 自衛官	16. 作家・小説家
17. 学校の先生	17. バレーボール選手
18. 公務員	18. トリマー
18. ケーキ屋・パティシエ	19. 薬剤師
20. 水泳選手	19. 美術家（画家・カメラマン）
20. 飲食店主・店員（接客）	19. 警察官
20. 電車（鉄道運転士・車掌）	

（ベネッセ教育開発センター：第一回子ども生活実態基本調査報告書，2009年）

割の歯科医院に集中し，それ以外のほとんどの歯科医院は淘汰されており，倒産や自殺者が増えていると報じられました．実際，新規開業医院は日曜診療や夜間診療を行わないと多大な借入金を返済できない状況で，世間の「歯科医師は高収入」という強いイメージに比べて実際は低収入であるため，歯科医療の現況としてとりあげる報道も増えているようです．

　さらにこの様な現状は，子ども達の将来像としての歯科医療の魅力も低下しているようです．2009年のベネッセ教育開発センターの調べによると，小学生の将来の夢は男児で1位野球の選手，2位サッカー選手，3位医師．男女を通じて歯科医師は20位以内にも入りませんでした．それは中学生，高校生でも同様です（表1-1）．

　また，歯学部入学者数も低下しています．2009年4月の読売新聞の報道では，2009年度入学試験において，全国で17校ある私立歯科大学（歯学部）への受験者総数は前年に比べ約2,800人減少し4,973人（延人数）となりました（前年比，約36％減少）．その結果，私立大学の11学部で定員割れが生じました．中には欠員率が45％に達する大学もみられ，25％を超える大学は5校もありました．志願倍率も平均4.0倍（医学部22.6倍）となっています．

　一方で歯科技工士や歯科衛生士の入学状況はさらに深刻です．歯科技工学校への平成21年度の入学者数は定員2,165人に対して1,373人，卒業者数は1,443

人で10年前の半数以下にまで減少しています．また，歯科衛生士学校は全国に現在約158校ありますが，入学者数は平成16年度の7,262人をピークに減少しており，18年度は定員を下回りました．歯科衛生士学校は平成22年度からすべて3年制教育に移行する結果（46校が新たに3年生へ移行）平成24年度卒業生は2,700名の減少となり，極端な歯科衛生士不足が予測されています．

　あまりにもネガティブなデータの羅列となってしまいましたが，歯科医療のおかれている現況は喜ばしいものではないようです．では，歯科医療は医療の現場から消え去ってしまうのでしょうか？

2 歯科医療とは何か？

　その前に医療とは何でしょうか？「人間の健康の維持，回復，促進などを目的とした諸活動について用いられる広範な意味を持った語である」と広辞林にあります．これを踏まえて歯科医療とは何かを考えてみると「口腔器官の健康の維持，回復，促進などを目的とした諸活動について用いられる広範な意味を持った語である」となるでしょうか．しかし実際ほとんどの歯科医療現場でこの定義に則して医療が行われているでしょうか？筆者は歯科医療が「歯や歯周組織の疾患を改善する医療」との認識のみで行われているのではないかと考えます．この考えはあたりまえのことと感じることでしょう．そしてほとんどの歯科医はむし歯や歯周病を代表したお口の病気の「治療」のみに没頭しているのでないかと思います．むし歯となり崩壊した歯の「治療」は，細菌に冒された部位を除去して，新たな人工物で修復されます．そしてそれは歯科医も患者さんも疾患を治療したと感じています．

　また歯周病治療に対しては，保険制度での採算が合わないという理由から真摯に実践している歯科医院は少ないようです．歯科疾患の9割はむし歯と歯周病への対応といわれておりますので，日常のほとんどの診療はこれらの行為の繰り返しと思われます．しかしこれらの医療行為は本当に疾患を治したといえるのでしょうか？筆者は医療を「疾患の原因を取り除き，健康を回復し，それを維持して再発を防止すること」と考えています．むし歯や歯周病は細菌による感染症であることは周知されています．したがって治療も予防も可能なわけです．しかしその発症のメカニズムは，患者さんの生活習慣が大きく影響しているため複雑です．ですから細菌の除去と簡単にいっても，その実践には患者さんの健康回復への強い意志が必要なのです．疾患の原因を患者さんに理解して戴き，お一人おひとりがその生活習慣を改善しようとする姿勢が何よりも大切なのです．それは医科でいう成人病の治療と似ています．糖尿病や高血圧症などに代表される成人病は，生活習慣関連病と呼ばれています．近年の医学の発展により，成人病は疾患の進行抑制と再発防止などを目的とした管理医療によって生活習慣の改善を行い重篤化を防ぐことが可能となってきました．

　歯科医療は治療の結果が修復物となってお口の中で機能する医療であるた

め，改善された健康を維持していくことがとても大切なのです．また患者さんにもその大切さが伝わり易いはずです．このことからも歯科医療における「治療」と「予防」は表裏一体であり切り離して考えられないことがおわかり頂けると思います．動物が歯を失うことはその生命を落とすこととなります．しかし人は歯科医療のおかげで咀嚼（物を噛んで飲み込み易くすること）や嚥下（噛んだ物を飲み込むこと）の回復が可能です．そして前述の様に歯科疾患は治療も予防も可能です．最近の研究では心筋梗塞や心内膜炎，糖尿病，低体重児出産，バージャー病などの疾患と歯周病との関連がテレビや新聞，雑誌などで多く取り上げられております．「命を落とす歯周病」と題した市民講演会はどこでも大盛況だそうで，毎日のように各地で開催されています．

　また，高齢者になると嚥下機能が弱くなります．そのため誤嚥性肺炎（物を誤って呼吸器へ飲み込み，肺炎となること）を発症することが多くなります．介護医療制度が発足し，歯科医療も介護医療へ進出しました．嚥下反射の低下した高齢者の口腔ケアを歯科衛生士が担当したところ，その施設での肺炎による死亡率が低下するとの報告が後を絶ちません．

　さらに歯の喪失による審美的な欠落は社会的にも影響が大きく，その改善希望は先進国だけでなく発展途上国でも多いとされています．

3 自分らしい歯科医院の設立

　歯科医院供給過剰時代の現代において，医院の特色を全面的にアピールすることをお勧めします．医院の特色をわかりやすく示すことでその医療を受けたい患者さんを絞ることができます．いわずもがなですが，患者さんはお客さんです．患者さんは医療という専門的なサービスを受けたいと願い，それに対しての報酬を支払うことを納得しています．医療訴訟が増えつつある昨今，その多くはインフォームド・コンセント不足であるといわれています．医療においてはなぜこの疾患に罹患したのかという原因と，それに対する対処法をまずもって説明する必要があります．患者さんの理解を得ないままの医療行為は不信感をつのらせ，医療に最も大切な信頼関係を崩壊し，取り返しのつかない状況へ発展する危険性をはらんでいるからです．さらに今後はその後のケア，再発防止に関してやご家庭での管理法，また定期健診による専門的ケアの必要性，これらを踏まえた予防的な対応の提供が求められるでしょう．まずは自身の専門的な分野からの集客を狙いましょう．そしてその後の予防的対応ができる歯科医院がこれからの歯科医療の中で唯一勝ち残って行ける医療機関であることを確信致します．

　米国ミネソタ州ローチェスターにある世界一の医療機関といわれているメイヨー・クリニックは「すべてのサービスは患者さんのために」がモットーです．そしてそれを実践するには以下にあげる3つの精神が必要であると唱えています．

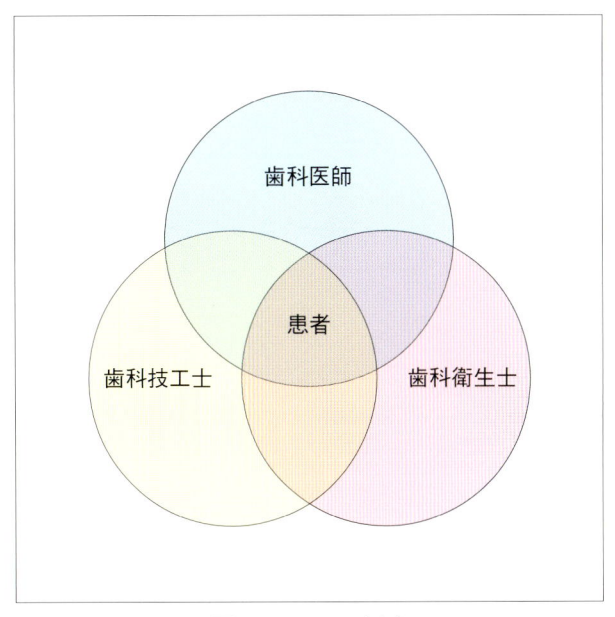

図1-1 チーム医療

①利益ではなく,サービスの理想を追求しつづけること.
②個々の患者さんのケアと幸福を第一にかつ真摯に考えつづけること.
③絶対的な誠実さをもってすべての業務を行うこと.

　これを踏まえ,今こそ医院を「治療型医院」から「予防型医院」へ変貌し,患者さんの口腔内を歯科医師,歯科技工士,歯科衛生士の専門医療チームとご家庭で,治療および管理を行い,歯科医療の理想を追求するべき時代なのです(図1-1).歯科医療はなくなるどころか国民の健康維持にかかせない大切な予防医学なのです.

((医)社団創美会　いいの歯科医院　飯野文彦)

第2章 歯科医療におけるスタッフの位置づけ

1 医師，歯科衛生士，受付・アシスタント，歯科技工士の繋がり

歯科医院はいうまでもなく，歯科医師，歯科衛生士，受付・アシスタント，そして歯科技工士が力を合わせて歯科医療に取り組む現場です．私が考えるそれぞれの基本的な立場と連携の意味を，まずは考察します．

1）院長＆歯科医師

通常，歯科医師である院長は医療の全責任を負うとともに経営全般を統括する立場にあります．院長は歯科医師としての高い能力や技術を問われるのは当然のことですが，経営者としての手腕も持ち合わせていなければなりません．歯科医師としては優秀だが，経営者としてはどうも……といったことは歯科医院では許されません．そこは大学病院や大病院の歯科とは根本的に違います（図2-1）．

では，経営手腕とは何か？俗にいう儲かることか？違います．儲かる・儲からないは結果です．私がいう経営手腕とは，患者さん（以下，「さん」は省略）をして「あの歯科医院にかかりたい」「かかって良かった」と思わせる歯科医院になるかどうかです．それには院長の歯科医師としての技量はもちろん，患者に対するサービスの質量いかんにかかっています．そして，スタッフ全員の技量と旺盛かつ細心なサービス精神です．

その具体例はおいおい述べていきますが，「医療は患者のニーズに応えるサービス業である」（『厚生労働省白書』より）ということを，院長自らが率先して具体化することが先決だと私は肝に銘じています．

その限りでは，スタッフは院長の方針に従属する立場にあります．経営規模により，歯科医師は院長1人のこともあれば院長の下に比較的若い歯科医師が1人または数人いることもあります．私のところでは現在，院長1人，歯科医師1人の計2名です．私の経験に照らしていえば，若い歯科医師は将来開業医を目指しており，おおむね治療には熱心なものです．大学で学んだことを現場で生かし深めようとするのですから当然でしょう．が，"木を見て森を見ず"とでもいうのでしょうか．歯（患部）に向き合うのに熱心なあまり人（患者）

を忘れるきらいがあります．院長は技術のチェックや指導以上に，そこを教育することが必要ではないかと考えています．

2）歯科衛生士

歯科衛生士は雇用関係では院長，あるいは歯科医師を補助する立場ですが，患者と1対1で接するという意味では補助的も何もありません（もちろん歯科衛生士法で業務範囲は限られていることはいうまでもありません）．とりわけ，ブラッシングやスケーリング・ルートプレーニングの場面では，主人公の一人です（相手役の患者も主人公の1人）．患者と1対1の場面では，"下働き"意識は無用というより有害といっても過言ではありません．歯科衛生士がそのような意識で患者さんに接するかぎり，技術とサービス性の向上は望めないでしょう．歯科衛生士は場面によっては歯科医師以上に濃密な時間を患者と持つことが多いのですから，「主人公は先生，私は脇役」という意識は捨てるべきです（図2-2）．

とはいえ，節度というものはあります．というより患者の人となりを見抜い

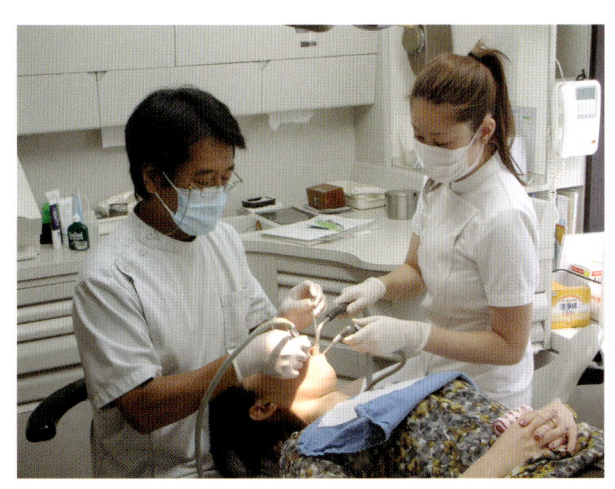

図2-1　院長と歯科衛生士

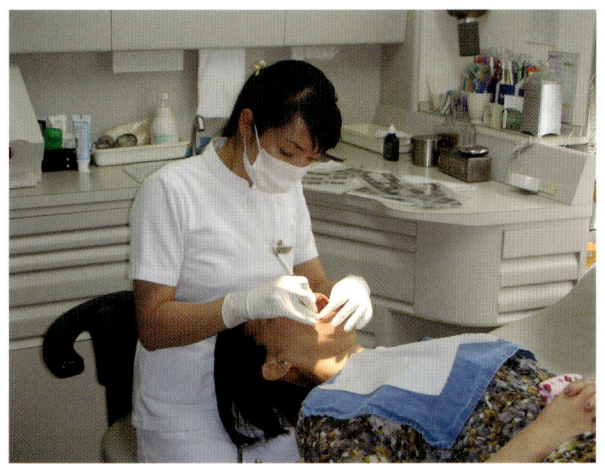

図2-2　歯科衛生士

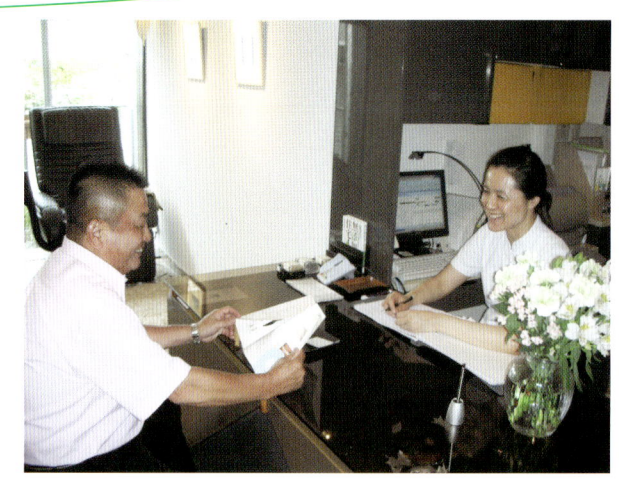

図2-3 受付アシスタント

た上でのサービス性が要求されます．これは私のところにいた歯科衛生士ですが，ヤル気満々，歯周病の原因からブラッシング指導はもとより食生活のことから果ては全身疾患との関連まで機関銃のように説明するのです．そして「次回までに今日教えたことをきちんと実践してきてくださいね」と最高の笑顔で声高らかに送り出します．ところが，1週間後に私が診ると何も改善されていません．もうおわかりでしょう．過剰なサービス精神と患者さんの人柄や性格との完全なミスマッチです．彼女は「私があんなに説明したのに……」といっていましたが，患者にはサービス（説明）の押し売りでしかなかったのです．

歯科衛生士も歯科医師と同様人を診る訓練，人によってサービスの質量は違うこと，画一的であってはならないことを自覚してほしいと思います．

3）受付・アシスタント

特に資格を必要としないスタッフですが，歯科医院全体がサービス業である以上，歯科医師，歯科衛生士同様に洗練されたサービス精神が必須だと思います．患者が最初に接触するスタッフは受付です．ここで好印象を持ってもらえるか，悪い印象を与えてしまうかは初診時の患者さんとのコミュニケーションに少なからぬ影響が出てしまいます．彼女の接客術はすでに治療の一部だといっていいのです．ですから，受付もプロ意識を持って接客術を磨き，かつ応対に困らないだけの歯科知識や患者の基本的な情報には通じておかねばなりません．院長も受付を単なる事務員として位置づけるのではなく，患者サービスの主要なスタッフの一員として向上してもらう教育が必要になります（図2-3）．

院長や歯科医師につくアシスタントも仕事はお手伝いですが，患者サービスの面では同様です．また，歯科医院によっては受付とアシスタントを兼用させるところも見受けられますが，どうでしょうか．できることならそれぞれの仕事に専念してもらう体制が望ましいと思います．アシスタントが治療室にいるときに次の患者が来た場合，受付は無人状態で彼女は慌てて治療室から駆けつ

けることになります．あるいは，電話が鳴ったり来客があったりするたびに治療室と受付を行ったり来たりということも．これでは治療中の患者にも失礼ではないでしょうか．

4）歯科技工士

近年，院内技工の割合が減少しほとんどの歯科医院は歯科技工所に外注するシステムになっていますから，厳密にはスタッフの一員とはいえません．が，患者の口腔内に責任があり治療後の口腔状態と歯の機能・審美を最良に保ってもらうという観点でいえば，チームの一員であることに違いはありません．とりわけ，患者の側にしてみれば外注だからどうこういう発想はないわけで，最良の結果がほしいだけです．つまり，「この歯科医院でよかった」という結果を招来させることにおいては，歯科医院のスタッフも歯科技工士も同等，違うのは発注者と受注者という経済関係だけです．

問題は歯科医院スタッフと歯科技工士とのコミュニケーションの質でしょう．歯科技工指示書や電話，メール，デジタル画像などのきめ細かなやりとりはもちろんのこと，患者と直接話し合ってもらうベスト・タイミングが重要です．一度ならず二度，三度足を運んでもらうこともありますが，肝心なのはやはり患者へのサービスです．歯科技工士にとって患者は不特定多数の1人ではなく，特定の1人であるということです．次々と受注する"注文品の1個"ではなく，人を相手にしているという気持ちを共有してもらうことを歯科技工士にも望みたいのです．望むだけではなく，共有できる人間関係を私ども歯科医院スタッフも築かねばなりません．

スタッフ個々の位置づけや役割を改めて考えたり定義してみたりすればするほど，私たちは横一線イコールで繋がっています．あるいは，患者を真ん中においてイコールで結ばれた正三角形を形成していると思います．

2 チーム医療の必要性と重要性

チーム医療という言葉とシステムは，がん治療や救急医療の領域で提唱され，現在では糖尿病などの内科疾患においても広く勘案されるようになっています．一人の医師がピラミッドの頂点の如くに君臨してスタッフに指示するタテ構造の医療ではなく，医療にかかわる全スタッフが平等に最善を尽くすヨコ構造の医療システムです．チーム・リーダーはいても，医師から看護師，薬剤師，栄養士，さらにはリハビリテーションやメンタルケア，ソーシャルワーカーの専門職種も含めて，チームのコンセンサスに基づいて各自が責任を負うものです．

ここで忘れてならないのは，患者本人も重要な情報発信源として，チームの最重要メンバーであるということです．

では，歯科医院はどうでしょうか．治療の対象が文字通り歯科に限定されていますから，がんや救急医療のように多くの専門職スタッフは要求されませんが，歯科医師，歯科衛生士，受付・アシスタント，歯科技工士，そして患者が

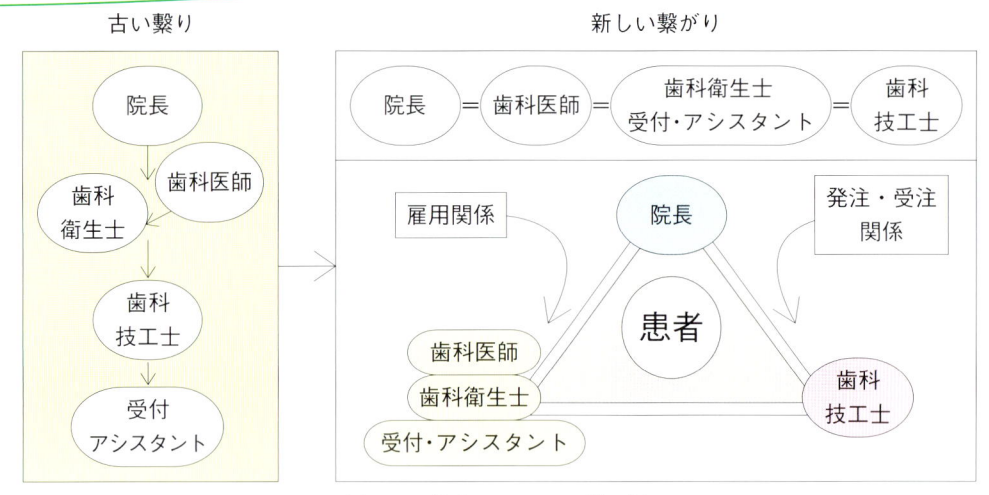

図2-4　治療システムの新・旧

表2-1　歯周治療の4つの面（phase）

1.	歯周基本治療	Initial preparation
2.	歯周外科処置	Definitive therapy
3.	補綴修復処置	Restorative therapy
4.	メインテナンス	Maintenance therapy

歯周治療は4つのフェーズに分かれ，歯周基本治療は大切なステップである．

　横並びで各自が最善を尽くすことに変わりはありません．とりわけ，歯科医師と歯科衛生士，患者の"3人4脚"でのチーム医療です．歯科医師が治療のすべてを担い，歯科衛生士にその一部を指示・分担させ，患者はその流れを受容するだけといったタテの関係ではないのです．それはもうほとんど化石に近い治療システムといっても過言ではありません（図2-4）．
　歯科治療でもっとも大きなウエイトを占める歯周病治療をたたき台にして，私たちにおけるチーム医療とはどんなものか明らかにしてみます．

1）歯周病治療のエースは歯科衛生士

　歯周病治療には4つのフェーズ（段階）があります．整然と順序だてられるものではありませんが，第1に歯周基本治療，第2に歯周外科処置，第3に補綴修復処置，第4にメインテナンスです（表2-1）．
　中でももっとも重要なフェーズは，歯周基本治療です．なぜなら，歯周病の80％は歯周基本治療で治癒するからです．この概念は1960年にアメリカのドクター・ゴールドマンによって提唱されたもので，次のように8つに整理・分類されています（表2-2）．
　①スケーリング・ルートプレーニング

表2-2 歯周基本治療は歯科衛生士の腕の見せどころ

歯周病の80%は歯周基本治療で治癒

診療の基本を歯周治療にしたシステムに作り上げるには，歯科衛生士の役割は非常に大きい

1. スケーリング・ルートプレーニング
2. 口腔清掃法の指導（ブラッシング指導）
3. う蝕治療（歯内療法，要抜去歯の抜歯，歯の分割，歯根切断）
4. 歯の小矯正（MTM）
5. 動揺歯の暫間固定
6. 選択削合による咬合調整
7. 再評価
8. 資料の収集

表2-3 歯周治療で大切なこと

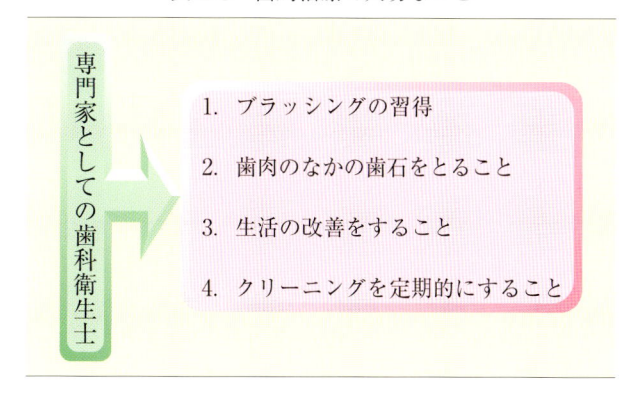

専門家としての歯科衛生士

1. ブラッシングの習得
2. 歯肉のなかの歯石をとること
3. 生活の改善をすること
4. クリーニングを定期的にすること

②口腔清掃法（ブラッシング）の指導

③う蝕治療

④歯の小矯正

⑤動揺歯の暫間固定

⑥選択削合による咬合調整

⑦再評価

⑧資料の収集

　その担い手は，歯科衛生士です．最重要フェーズの①スケーリング・ルートプレーニング②口腔清掃法（ブラッシング）の指導を担当するわけですから，野球にたとえるならチームのエースにほかなりません．現実にはエース足り得ない歯科衛生士がいたり，エースの自覚に乏しい歯科衛生士がいたりするわけですが（その教育面のことは次章で述べますが），チーム医療の（理想的）システムにおいてはエースとして位置づけられます．そもそもが歯科衛生士は歯周基本治療の専門家なのです（表2-3）．

　特に患者への口腔清掃法の指導と実践のチェックは，歯科衛生士の専門領域です．メインテナンスもそうです．近年においては細菌検査や抗菌療法なども

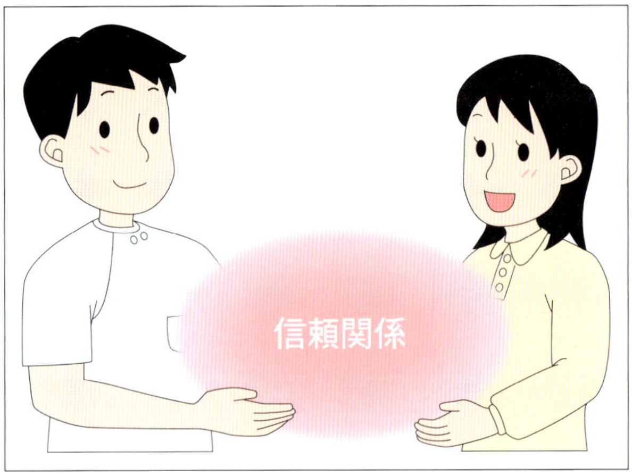

図2-5　はじめに患者ありき

新しい業務として要請されています．歯科衛生士の役割・比重を本人はもとより歯科医師も認識しなければ，歯科のチーム医療は砂上の楼閣というべきでしょう．

2) チーム医療における患者の重要性

　一般的には，患者をチーム医療の一員とみなすことは抵抗のあるところでしょうが，歯科医院と患者の間での信頼関係を築くためには必要不可欠な認識です．いい換えるなら，患者に「自分自身でも治す」「歯の健康を維持するのは自分」「歯の健康はQOL（生活の質）を高める」といった認識や価値観を心底から持ってもらうのが大前提，ということです（図2-5）．

　歯科医師や歯科衛生士がいかに最善を尽くそうとも，患者本人に治す気持ちや歯を丈夫に保ちたいという意思がなければ，チーム医療は成り立ちません．患者にもいろいろな人がいて，意識の高い人もいれば無頓着な人もいます．大半は「痛い・噛めない・不快」といった症状を除いてくれればいいというあたりでしょうが，私たちはそういう人たちにこそ歯の自己管理の大切さを知ってもらうよう努力しなければなりません．

　そのとき忘れてはならないキーワードは「人」です．「患者」という顔の見えないおおざっぱなくくりではなく，あるいは「歯」という組織・器官のみを相手にするのではなく「人」を相手にしているということです．「人」だから，チームという場が成り立つのです．

　歯科衛生士がエース（投手）なら，患者は捕手といっていいかもしれません．捕手がいなければ，投手は球を投げられません．つまり，歯科衛生士は歯周基本治療の腕を発揮しようがありません．また，捕手がサインを出さなければ投手は投げる球種を決められません．つまり，歯の不具合やブラッシングへの関心を患者が言葉にしなければ，適切な処置を施したり指導の成果をあげられません．さらに付け加えるなら，がん医療や救急医療では患者は専門医にまかせるほかないことが多いのに比べて，歯科では治療の流れの中でその時々でコ

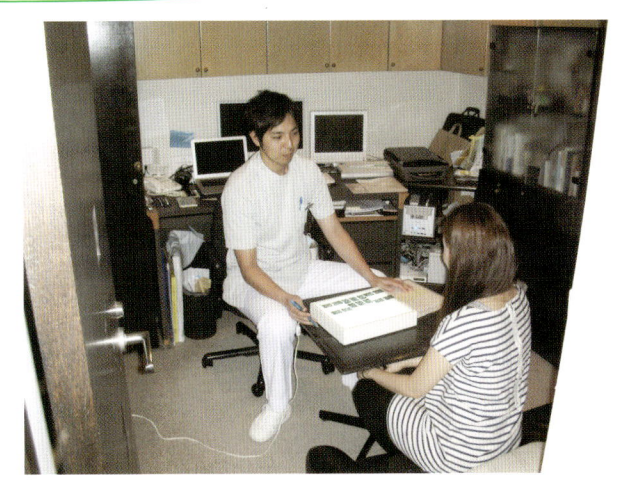

図2-6　カウンセリングはプライベートタイム

ミュニケーションもインフォームド・コンセントも十分に可能です．チーム医療は，むしろ成り立ちやすいといっていいでしょう．

3）チーム医療における歯科医師の役割

初診の患者は「痛い・噛めない・不快」な症状をはじめ，さまざまな訴えを持って来院して来ます．その主訴に対する適切な処置を行った後に，今後の治療内容や方針を決定するための全顎的な検査を行い，患者の口腔内の現状を把握し，その検査をもとにカウンセリングします．

カウンセリングは，治療の流れの中での"山場"です．というのも，カウンセリングは歯科医師から患者への一方的な説明の場ではなく，患者もチームの一員であることを理解してもらう絶好のチャンスだからです．そして，より深く理解してもらうためには，ステップを踏む必要があります．

①ステップ1

カウンセリングはプライベート・タイムなので，患者がリラックスできる環境で行うこと．個室または個室に準じたブースで患者と同等の目線で座ること．患者を診療チェアに寝かせたり座らせたままで，上からの目線で行うのは緊張を強いるのでタブー．ましてや，「私は医師，あなたは患者」という居丈高な態度や口調はもってのほか．あくまで「一緒に治療する仲間です」という雰囲気をかもし出して会話します．その雰囲気で患者をして「相談しやすい人だな」とか，「この歯科医院は患者本位の治療をするみたいだな」という印象を与えることが，その後の治療に"チーム性（一体感）"をもたらします（図2-6）．

②ステップ2

具体的なパーソナル情報（検査結果と診断）をわかりやすく説明する．わかりやすく，はとても大切です．歯科の専門用語オンリーでまくし立てないこと．患者の質問には，どんなに他愛ないことでも答えるばかりでなく，質問

表2-4 カウンセリングのポイント

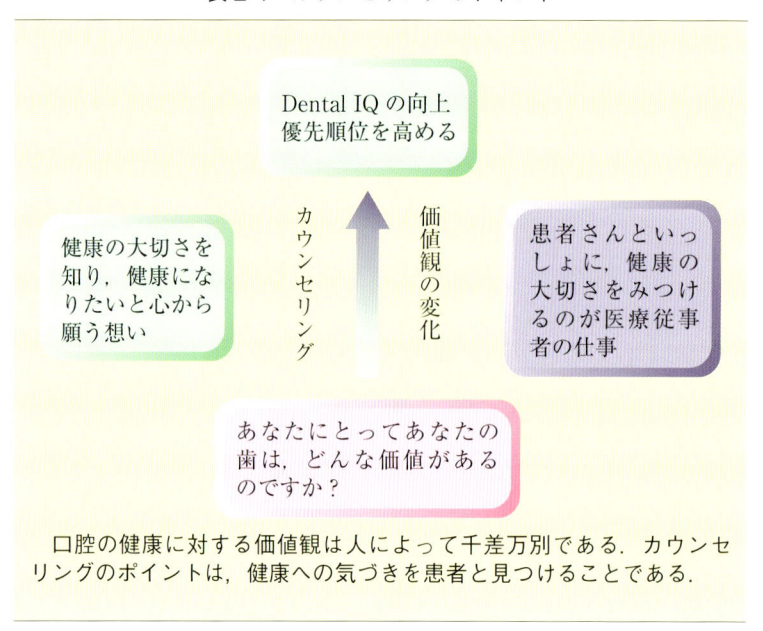

口腔の健康に対する価値観は人によって千差万別である．カウンセリングのポイントは，健康への気づきを患者と見つけることである．

したがっているようなサインを見落とさずに聞きだしてあげるくらいのサービス精神で対応すること．必要なら，歯科衛生士を紹介する．

③ステップ3

一般的かつ基本的な歯科情報を提供する．すなわち，歯を失う原因，う蝕や歯周病の原因，プラークのこと，歯周組織や歯周ポケットの組織図，歯周病と全身疾患との関連，などです．このことにより，歯科治療は目先の症状を取るだけではないこと，QOLの向上を目指すものであることに気づいてもらえ，歯科医院と患者のチーム医療になることの理解の一助になるものと思います（表2-4）．

患者が捕手，歯科衛生士がエースだとすれば，歯科医師はいうまでもなく監督です．実際に歯周基本治療が始まれば，患者と歯科衛生士のキャッチボールにまかせ，院長は大筋を把握・管理する成り行きになるでしょう（図2-7）．

●日本人の1人平均残存歯数

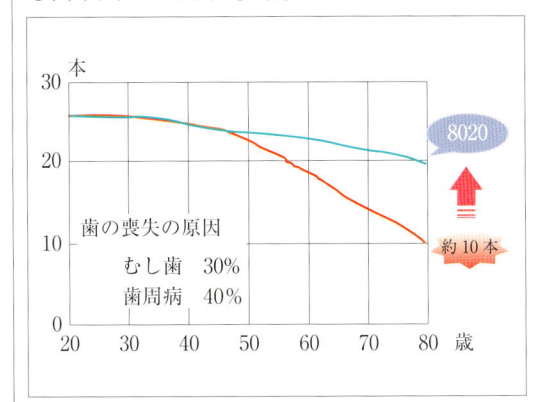

歯の喪失の原因
むし歯　30%
歯周病　40%

8020（80歳で20本の歯を残そう）を目ざして歯科医院側と患者側はそれぞれ何をすればよいのか？

●う蝕や歯周病の原因

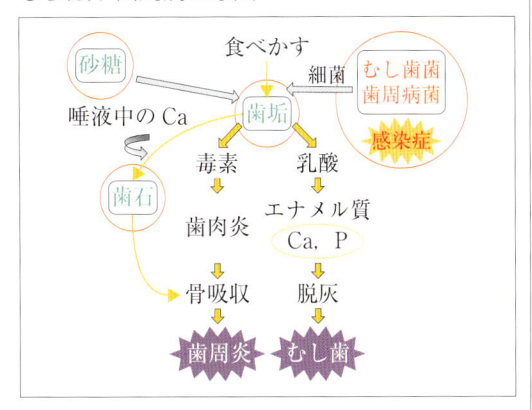

細菌が原因で起こる感染症がむし歯であり歯周病である．それを理解していただきプラーク・歯石の除去，生活習慣の改善を目的とする．

●プラークについて

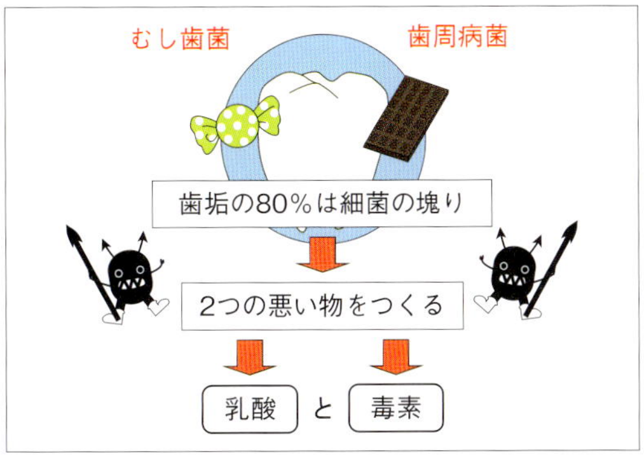

むし歯菌　歯周病菌
歯垢の80%は細菌の塊り
2つの悪い物をつくる
乳酸　と　毒素

プラークは，むし歯菌タイプと歯周病菌タイプの細菌のかたまりで，乳酸と毒素をそれぞれが作り悪さをする．

●歯周組織とポケット

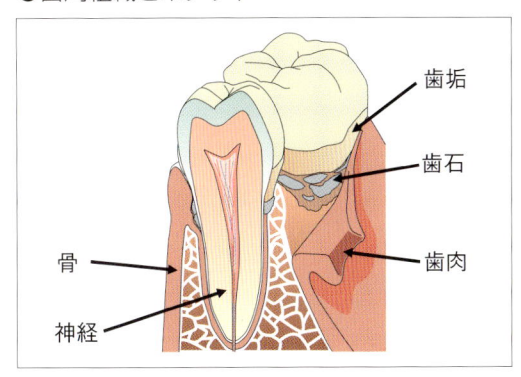

歯周病を理解するためには，パソコンの画面やパネルなど目で見てわかるようにして説明が一番効果的である．

●生活習慣問診表

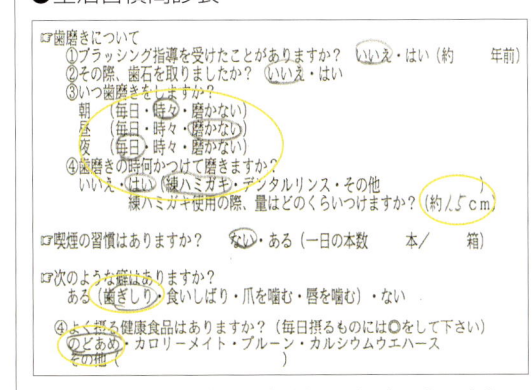

生活習慣問診表（一部抜粋）は生活の乱れを探し出し，どこを改善すればよいかを教えてくれるので，衛生指導にはもってこいである．

●歯周病と全身疾患

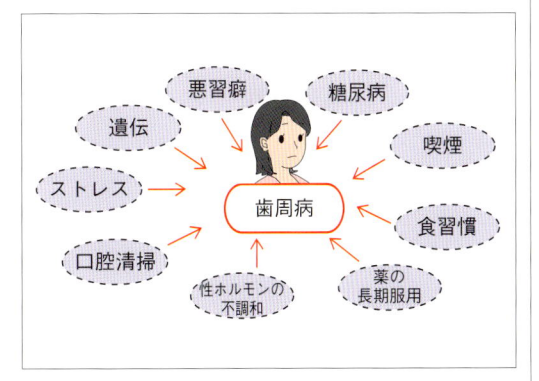

歯周病は全身の健康にもつながる．健康な身体があって健康な口腔があることを理解してもらう．

図2-7　カウンセリングで患者に伝えるポイント

第2章　15

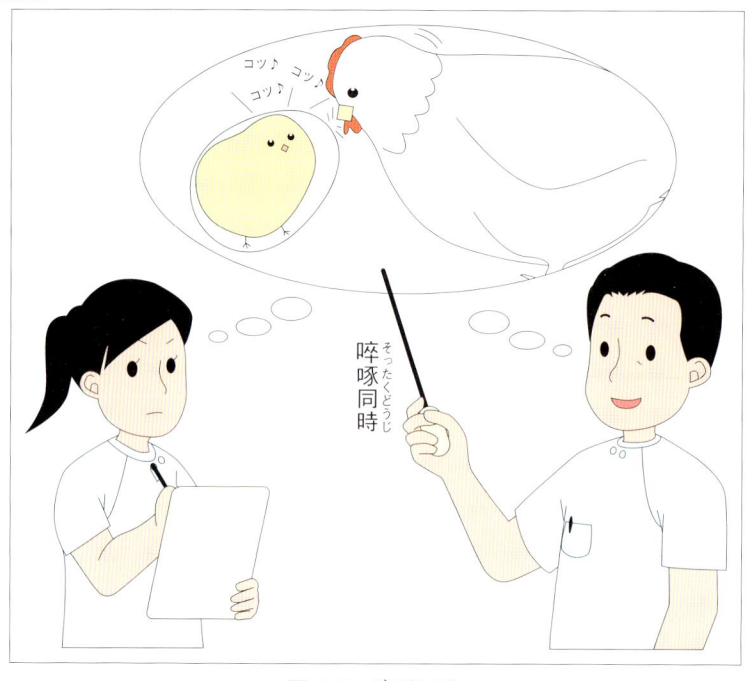

図 2-8　啐啄同時

3 歯科医院における衛生士教育の実際

1）教育のコアは人間関係

　教育，指導，指図といった教え・教えられる人間関係を考えるとき，私は3つの禅語をイメージします．「啐啄同時（そったくどうじ）」「和敬清寂（わけいせいじゃく）」「教外別伝（きょうげべつでん）」です（図2-8）．

　「啐啄同時」の「啐」とは，いままさに生まれ出ようとする雛が卵の内側から殻をつつくことをいい，「啄」とは親鳥が外側から殻をつつくことをいいます．それが同時ということはタイミングがぴったり合うことで，合わなければ雛は自力だけでは殻を破れずに死んでしまいます．この自然の摂理を禅では師と弟子の理想的かつ根本的な関係としてとても大切にしています．教え・教えられ意思が同時に同等になければ，悟り（伝授・習得すべきこと）は得られないというわけです．

　私が歯科衛生士に教えたいこと，身につけてもらいたいことはたくさんあります．しかし，歯科衛生士の側に学びたい，身につけたい意思がなければ私の教育は空回りするだけでしょう．また，歯科衛生士が心身ともに学ぶゆとり（時間や環境）にないときに熱弁をふるっても，彼女には"馬の耳に念仏"でしょう．禅では「啐啄同時」とはいえ，「啄」にあたる指導者側が「啐」の機をとらえてやることが肝要だともいっています．私もそのように努めています．歯科医師にもレベルの差があるのは当然のことで，相手の力量を見極めるというか，機が熟するのを待つというか，そのタイミングを外してはなりません．

「和敬静寂」とは，「和」の心でお互いを認め合えば「敬」が生まれ，「静寂」つまり，おだやかで落ち着いた関係が築かれるというものです．上下関係や雇用関係に依存しての"上意下達"では，本当の信頼や実質の伴った教育にはならないと，これは私自信の戒めと心得ています．

「教外別伝」とは，仏法や悟りは経典によってのみ伝えるものではなく，師から弟子へ，心から心へ，体験と実践を通じて伝えられることを示唆しています．私もそう思います．歯学書や最新資料などに頼ってばかりの教育ではなく，全人的な教育が理想的かつ実践的なのだと自分に言い聞かせています．

ドイツの哲学者・カントにこんな名言があります．学生や弟子に向かって「諸君は私から哲学を学ぶのではない．哲学することを学ぶのだ」と．禅語の次は哲学か……と私自身苦笑ものですが，私の立場と歯科衛生士の関係をいい得ていると思います．

2) 問診・カウンセリングの重要性を徹底的に認識する

どのような主訴で来院したのであれ，治療は問診・検査・カウンセリングでスタートします．検査は検査結果待ちですが，問診とカウンセリングは歯科医師および歯科衛生士の力量が問われます．逆にいえば，力量の発揮のしどころです．私は歯科衛生士に何よりもその重要性を認識し，そのノウハウを磨いてほしいと願って指導しています．その意味ではスケーリング・ルートプレーニングなどの手技に勝るとも劣らない歯科衛生士の存在意義，雇用意義があると思っています．私に代わって問診・カウンセリングに当たってもらうケースもあるだけに，なおさらです．

●やわらかく語りかけるために

歯周基本治療に入る前や歯科ドックでは歯科衛生士がカウンセリングを担当するケースが増えつつあります．前者の場合は検査結果を，後者の場合は患者に記入してもらった「生活習慣問診表」の内容を的確に把握し，画像や文字の背後にある患者の生活状態，口腔状態を頭の中で転がしておく．やわらかい語りかけの材料になります（図2-9）．

- 「生活習慣問診表」は読みっ放しにしないで，「甘いものが好きみたいですね」「歯はよく磨いていますね」などと語りかけ，患者が生活習慣について記入した以上のことを自ら話し出す雰囲気を作ります．
- 「むし歯や歯周病は生活習慣病でもあるのですよね」などと患者の歯についての意識を刺激する語りかけもしましょう．
- 患者が緊張しているようなときは，「桜がほころびはじめましたね」とか「暑くなりましたね」などとお天気の話から語りかけたり，相手（とくに女性）のファッションやヘアスタイルをほめたりしましょう．そんなやわらかさもアリです．

表2-5　私が問診で聞く項目

1. 来院の動機
2. 歯肉の腫れ
3. 歯の動揺に気づいた時期
4. 歯肉からの出血に気づいた時期，程度
5. 歯がしみる（知覚過敏）
6. 口　臭
7. 歯みがき指導を受けたことがあるか？
8. 今の歯磨きの仕方
9. 最近歯石をとったのはいつか？
10. 歯を抜いた経験（時期・理由，カリエスかペリオか）
11. 喫　煙
12. 歯ぎしり，くいしばりの有無
13. 歯科的既往歴
14. 家族歴
15. 全身疾患の有無
16. 歯に対する価値観

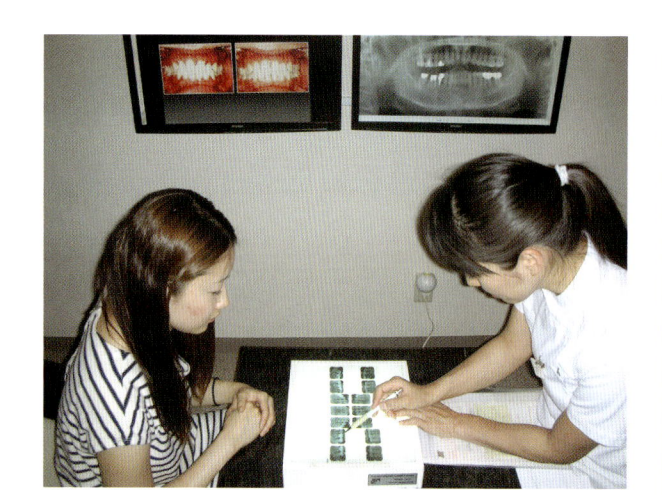

図2-9　ポストカウンセリング

● 主訴をめぐっての問診

　初診の患者は，緊張して言葉が少なめであると心得るべきです．だから，言葉（主訴）に隠されている問題点を引き出す努力を怠ってはなりません．

🍀 私は患者の主訴とは別に，あらかじめ記入してもらった「予診表」を見ながら，表2-5にあるような項目を必ず聞き出します．歯科衛生士にも頭に入れてほしいところです．

🍀 質問はより具体的に．「歯肉から出血は？」とたずねるより，「歯を磨いたとき，歯ブラシに血がつくことは？」といった具合．事務的，機械的な質問をしているうちは，プロとはいえません．

🍀 問診は患者の口腔状態の情報をつかむと同時に，患者が「この先生は本気にていねいに診ようとしている」という信頼感をもってもらうことも大事な目的の1つです．なので，「歯と歯の間が広がってきていることに気づいていませんか？」といった話題を振ったり，「糖尿病はありませんか？」と全身疾患の有無を確かめるようにします．

🍀 問診では情報を早く得ようとして，唐突かつ事務的な質問をしがちです．これは慎まねばなりません．たとえば，「この歯はいつ抜きました？」では，患者は何か責められているような気持ちになったり，不正確に答えては差しさわりがあると感じたりして「昔のことで忘れました」というような返事しか返ってこないものです．このようなときは「抜いたのがいつなのか分かると，あなたの歯周病が始まったのが分かるかもしれません．今後の治療にも役立つので，だいたいでいいです

18　第2章　歯科医療におけるスタッフの位置づけ

表2-6 カウンセリングのプロセス

①診査結果の報告
　・現状把握：今の状態がどうなっているのか
　・原因究明：なぜ今のような状態になったのか
　・治療計画の掲示：どうすれば健康を回復できるのか
②掲示と相談：理想的治療計画と長期的治療計画
③費用の掲示
④考え方を理解：医院の歯科治療方法
⑤個性を知ってもらう：院長の人柄や考え方
　カウンセリングでは検査結果の報告だけでなく，医院の歯科治療に対する考え方を理解してもらう

患者さんが一番知りたいのは現在の口の中の状態とこれから健康な口腔になれるのかです．治療方法や費用を伝えつつ，医院のポリシー，院長の人柄を知り安心してもらうにはよい機会となります．

から，思い出してくださいね．いま分からなければ，後でもけっこうですよ」と，フォローするのです．

　問診が自分の治療にとって大事なんだと分かると，一所懸命に答えてくださるものです．

🍀中にはこちらが望むようには応じてくれない患者もいます．「はい・いいえ」しか返ってこない人，「うるさく聞くな」といった態度の人もいるかもしれません．そんなとき，「聞いてあげているのに」「教えているのに」といった不満を持ったり，反応が薄いことに腹を立ててはなりません．「和敬静寂」の心で接していれば，「啐啄同時」の機会は必ず来ます．歯科衛生士と患者の間でも，この言葉の意味するものを生かしてほしいと思います．

●カウンセリングの実際

　通常，主訴の治療を終え，検査結果が出たらカウンセリングを行うことになります．これまで繰り返し述べているように，カウンセリングは患者に対する"上から目線"の治療方針の押し売りではありません．インフォームド・コンセント，説明と同意の場です．

　次のような，留意してもらうポイントがいくつかあります．

🍀はじめに，伝えるべきことをはっきりとわかりやすく順序立てて説明します．ⓐ小さな声やボソボソ口調は禁物．ⓑわかりやすくというのは，専門用語を使うときは患者にきちんと通じるように補足したり，平易な言葉に置き換えること．ⓒ話があちこち飛ばないようにすることも．ⓓ「プラーク」が何のことかわからない患者もいる，ということは頭に入れておくのです．

　当たり前のことなのですが，実はもっともスキル（技能，熟練）の要ることで，私は歯科衛生士の信頼度の尺度にしています．

🍀カウンセリングの基本プロセスは表2-6にある通りですが，①②③はお茶を濁さ

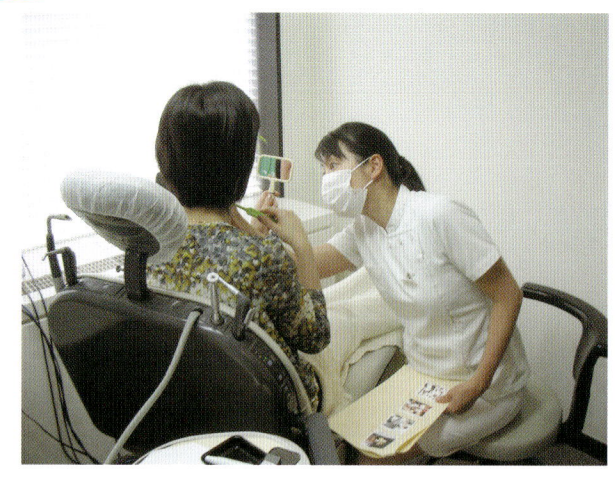

図2-10 患者に合ったブラッシングを
症状や目的によってブラッシング方法は決定するが，個々の患者さんに合った方法を患者さんと一緒にみつけることが大切．歯面からプラークを除去することが重要である．

ずに，明瞭に正確に伝えねばなりません．先を急がず，患者からの質問を待つか引き出すように気を配ります．④⑤はわざとらしくならないよう，タイミングと言葉を選びます．

🍀むし歯も歯周病も細菌感染によることは，図表などを用いながら必ず説明・理解してもらいます．その流れの中で，歯周組織がどうなっているかも専門的すぎない程度の解剖図やイラストを示して説明します（図2-7）．

🍀患者も知っておくべき基本知識を理解してもらったら，患者本人の口腔状態をエックス線写真やスライドを援用しつつ臨床的に説明します．ここでも，患者の質問にはわかりやすく答え，治療計画を伝えて同意が得られればカウンセリングの終了となります．

🍀カウンセリングに時間を惜しんではなりません．時間の無駄とばかりろくに説明もせずに治療に入る歯科医院が少なくありませんが，それは「治療してやる」といった思い上がりの現れです．また，カウンセリングの時間は決して無駄にはならないのです．時間をかけたことによって得られる患者の納得感，満足感，信頼感こそがリピート率を高めるのですから．

●ブラッシング指導

いうまでもなく，歯科衛生士の主要な専門領域であり，能力の発揮のしどころです（図2-10，11）．

🍀私が常に言うのは，患者の歯磨きのモチベーション（動機）を生活の中でしっかり定着させることが，テクニックの指導以上に大切ということです．特に歯磨きを怠けがちな男性患者や中高年，あるいは家事・子育てに追われている主婦および子どもにはブラッシングなくして治療も健康もないことをわかってもらいま

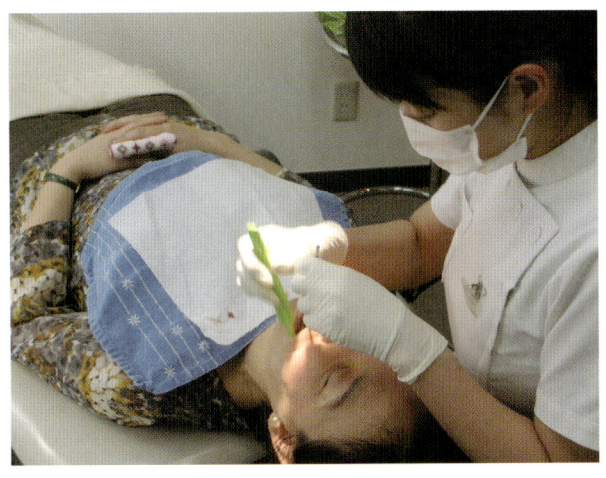

図2-11 術者磨き
歯ブラシの動かし方，挿入方向，角度，ブラッシング圧などを術者により患者さんの歯を磨くことによって，実際に体感してもらう．

しょう．

♣ いきなり「こうしなさい」と指導する前に，患者がこれまで行ってきたブラッシングがどんなものか把握することです．その上で，そのブラッシングでは磨き残しがあることを指摘し，もっと効果的な磨き方はこうですよと歯ブラシの挿入方向と角度，動かし方，ブラッシング圧などを体感してもらいましょう．

♣ 患者から「歯ブラシはどんなものがいいですか？」と聞かれることが多いですよね．多種多様な歯ブラシが出回っているのでメーカーを特定する必要はありません．歯科医院に置いてあるものを見せるか，歯肉の炎症がひどく腫脹している場合は毛先が柔軟なものがベターですよとアドバイスするくらいでいいでしょう．歯ブラシ選びにこだわるよりはモチベーション！を訴えましょう．

♣ 「電動歯ブラシのほうがいいのですか」という質問も多いと思います．清掃効率がいいのは確かですから否定する必要はありません．が，使い方を間違えたりすると効果は半減すること，手用歯ブラシできちんと磨けるようになってからがいいのでは……などとアドバイスを．

3）歯科衛生士がクリアすべき基本的な知識，技術

● スケーリング・ルートプレーニング

歯周基本治療法におけるスケーリング・ルートプレーニングは，原因除去を行う上でとても効果的な処置です．知識としても技術としても，精通しておかねばなりません．

♣ 以前はこれを分けて考えていました．すなわち，スケーリングは歯面に付着したプラーク，歯石などの沈着物を機械的に除去する操作のこと．ルートプレーニングはプラークや細菌の産生物，歯石で汚染された歯根面を部分的に除去し本来的な歯根表面を作り出す操作のこと，と．しかし，近年では同時に行われることが

表 2-7　ルートプレーニングを始める時期

1. 患者自身によってプラークコントロールが確立されたとき
2. 歯肉の腫れが消退し，プラークコントロール時の出血が軽減したとき
3. 歯肉縁上の歯石を除去し，プラークコントロールしやすい状態にしてから行う
4. ただし，急性症状がある場合は，原因が歯根面に付着しているプラークであることが多いので，できるだけその場で除去する

歯肉縁上の歯石の除去とプラークコントロールが十分になされ，歯肉の炎症が消退してから行うことが望ましい

$5～20\mu m$
＝
1回のストロークで削られる深さ

セメント質の厚さ $\begin{cases} 歯頸部付近＝20～50\mu m \\ 根尖付近＝150～200\mu m \end{cases}$

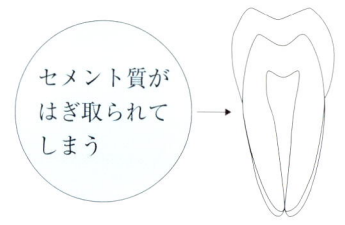

セメント質がはぎ取られてしまう →

歯根面にできるだけダメージを与えないようにしましょう．
セメント質の厚さを頭に入れ操作しましょう．

図 2-12　ルートプレーニングによるセメント質の除去
歯頸部近くのセメント質は薄いので，変性したセメント質を除去するときに過度な力でストロークしないように，セメント質の厚さをつねにイメージしながらキュレット操作をしなければならない．

多く，区別することにあまり意味はないとされ，スケーリング・ルートプレーニングまたはSRPと言い習わしています．

🍀 ルートプレーニングを始めるタイミングは歯科医師が指示しますが，表2-7のような4つのポイントがあることを熟知しておきましょう．その目的と意義も．

🍀 ルートプレーニングでは，過度にセメント質を除去してはならず，セメント質の厚さを熟慮して操作しましょう（図2-12）．

● MTM（歯の小矯正）

歯周基本治療のうちの1つです．これにより歯周病の予防やメインテナンスなどを歯科衛生士がスムーズに行いやすくすることができます．

🍀 開始する時期の見極めが望まれます．炎症がある状態で矯正力を加えると，歯周組織の破壊を招き，歯周病を悪化させます．また，矯正装置がプラークコントロールを邪魔するため，歯肉に炎症が起きやすくなります．

🍀 矯正処置は歯科医師にゆだねられますが，歯科衛生士も矯正中の口腔状態の変化やブラッシングの効果具合に注意しましょう．

● エックス線写真

エックス線写真は私たちに多くの情報をもたらします．特に，歯と歯槽骨との関連性は重要なポイントです．歯科衛生士として，何を見るべきか，どう見るべきか理解しましょう．

🍀 見るべきポイントの1つは，歯肉の厚さ．どのエックス線写真にも歯肉が映って

いるわけではありません（図2-13, 14）．歯槽骨の上にうっすらと歯肉が映っているエックス線写真で見ましょう．
🍀 歯石の付着の有無は歯科衛生士としては当然チェックしているはずですが，再度エックス線写真で確認しましょう．「見る」というより，歯石を「見つける！」という感覚で凝視してください．

● 再評価
歯科衛生士が行ったスケーリング・ルートプレーニングやブラッシング指導（プラークコントロール）などの結果を，厳重チェックすることを再評価と呼びます．
🍀 再評価の時期の目安は表2-8の通りです．
🍀 再評価で歯石の取り残しが見つかった場合は，ただちに除去してください．歯周ポケット残存などの問題があった場合は，歯周外科処置になります．
🍀 再評価で改善が確認されたなら，その旨を患者に伝え，それが患者のプラークコ

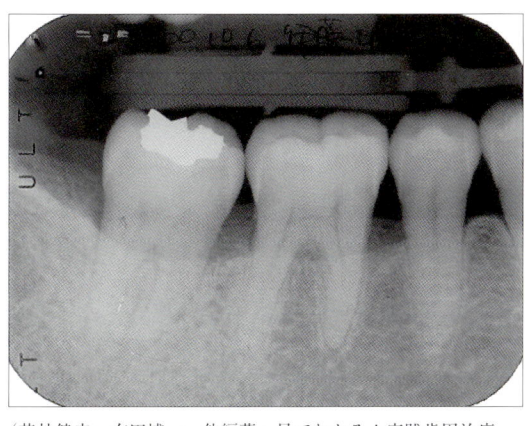

図2-13 歯槽骨の上に歯肉がうっすらと写るエックス線写真が歯周病の診断に適している．

（若林健史，有田博一，他編著：見てわかる！実践歯周治療，デジタルハイジーン別冊，49，医歯薬出版　東京，2006．）

a. 図2-14a ⑥の近心部には，骨は見えないが生きた細胞が残っている．SRP時には，それを除去しないよう配慮が必要である．

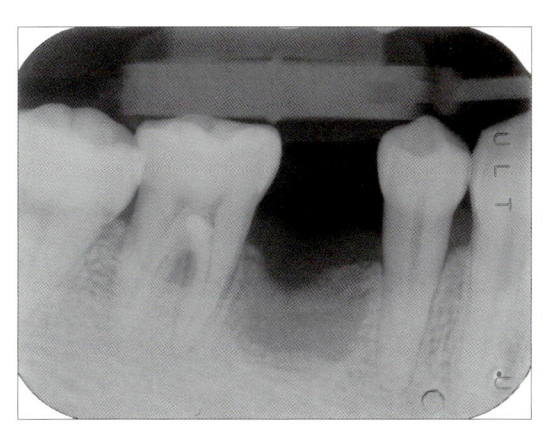

b. 図2-14b ⑥の近心部は，ここまで骨が回復した．

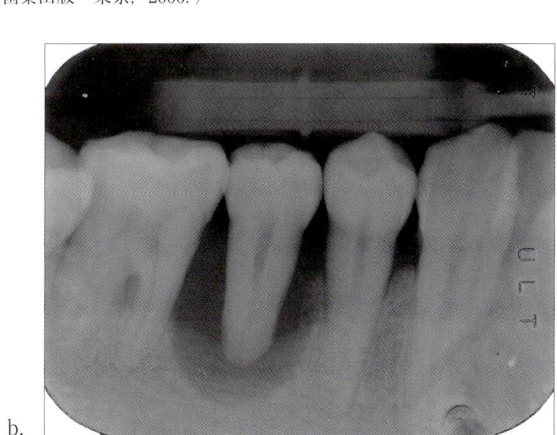

（若林健史，有田博一，他編著：見てわかる！実践歯周治療，デジタルハイジーン別冊，50，医歯薬出版　東京，2006．）

表2-8 ルートプレーニング後の再評価の時期

1. 6～10日：歯肉溝が上皮で被覆される
2. 10～21日：結合組織の修復完了
3. 4～6週間：治療に対する初期の反応性の評価
   約1カ月を目安にプロービング

SRP後の再評価は組織の修復に時間がかかるため，あまり早い時期にプローブなどを使って診査してはいけない．早くても約1カ月間は待ってからプロービングをする．

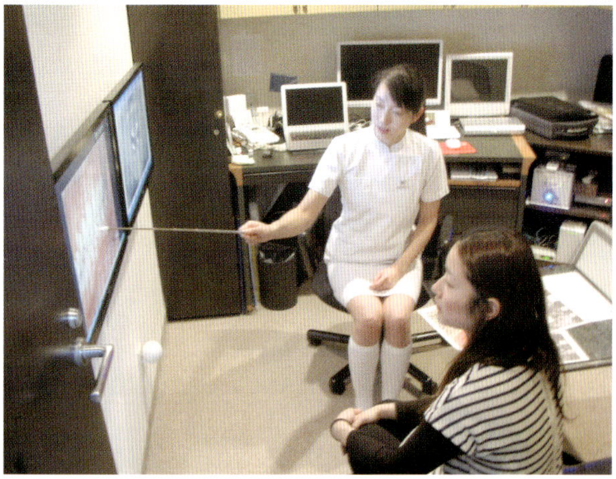

図2-15 歯科衛生士によるポストカウンセリング
術前・術後のプロービングデプスや口腔内写真などを比較して見てもらい，口腔環境が改善されたことを歯科衛生指導終了後に確認する．

ントロールのおかげであると感謝・称賛することを忘れないでください．

● ポストカウンセリングとメインテナンス

　歯周病は歯周病が治癒し，補綴物が装着されたら終わりというものではありません．そこで患者を放り出すようでは，リピーターを増やすことはできないでしょうし，そもそも患者のための歯科医院とはいえません．なぜなら，歯周病をはじめとする歯の病気は生活習慣病だからです．生活習慣病であるかぎり，生活の中でのメインテナンスは必要十分条件なのです（図2-15）．
　歯科医院の究極の目的は，患者が歯科の病気を予防し・美しい歯を維持して楽しんで食事をし・暮らしていくことをお手伝いすることです．そのためのポストカウンセリングでありメインテナンスなのです．その意味で，正真正銘ここからが本当のスタートです．
　ここでは，歯科衛生士の役割が大きな比重を占めます（表2-9, 10）．

❀ 上記のようなメインテナンスの意味と，その実現は患者のモチベーションいかんにかかっていることをしっかりと伝えましょう．

❀ 治療の成果，今後の長期的対策，定期検診の予定などを院長もしくは担当歯科医師と相談の上，患者に説明して次回の来院（定期検診）のアポイントをとって帰宅してもらいましょう．

❀ メインテナンスの内容は患者により一定ではありませんが，口腔内細菌は約4カ月で病原性を増加するという報告もあるので，基本的に3～4カ月ごとに設定しましょう．歯科衛生士のアポイントは30～90分みましょう（表2-11）．

❀ 口腔内全体をチェックしてクリーニングするベーシックプログラムの場合は，60分，オプションプログラムは30分とりましょう．当院ではポストカウンセリン

表2-9 ポストカウンセリングのポイント

1. 治療終了後
   術前，術後のプロービングデプスや口腔内写真を比較して見てもらい口腔内環境が改善されたことを確認してもらう
2. 新たなスタート
   治療の終了がゴールではないことを認識してもらう
3. 定期的なメインテナンス
   毎日の患者自身のプラークコントロールが重要であることを伝え，次の検診のアポイントを取っていってもらう

表2-10 ポストカウンセリングの内容

1. 術前と術後のプロービングデプスの比較
2. 残存ポケットへの対応
   メインテナンスにて観察
   再ルートプレーニング
   歯周外科処置
3. プラークコントロールの再確認
4. 不良補綴物への対応
5. 治療内容の確認
6. 経過観察部位の認識
7. メインテナンスの内容・期間の説明

> 治療の成果，今後の長期的治療予定や経過観察部位の確認，定期検診の内容・期間などを説明することで，定期検診の受診率がかなりアップする

表2-11 ベーシックプログラム

歯科衛生士のアポイントを60～90分をとる
①経過観察部位のチェック
②歯周ポケットチェック
③プラークコントロールチェック
④カリエスチェック
⑤PMTC スケーリング・ルートプレーニング 　　　ブラッシング・フロッシング 　　　歯面ポリッシング・エアフロー
⑥フッ化物塗布

← このプログラムでメインテナンスを受ける患者さんが一番多い

グの成果により，6カ月以内に来院（検診）する患者のリピート率は86％に達しています．その後，来院が不定期になったとしても何かあったときには来院してくださいます．そんな関係を築いていきたいです．

4 歯科医院の評価を高めるために

1）はじめに

このテーマは，やっかいです．一筋縄ではいきません．あまたある歯科医院がそれぞれの経営基盤や経営規模を持ち，それに伴う経営方針があり，独自の努力を重ねて評価や利益を求めているに違いないのですから．そこに唯一の正解があるはずはありません．評価の高め方は，ひいては安定した経営は，努力の数だけあっても不思議はないだろうと思います．

にもかかわらず，私がこのテーマを考えたいのは歯科医院の現状と先行きは明るくないからにほかなりません．

その顕在化している原因の一つが，歯科医院の過剰です．歯科医院数は"人

表2-12　歯科医師と患者の割合

歯科医師1人あたり患者数は 2,000人で安定した経営になる

↓

歯科医師1人あたりの患者数は平成21年では約1,283人である

表2-13　国民医療費・歯科診療医療費の推移

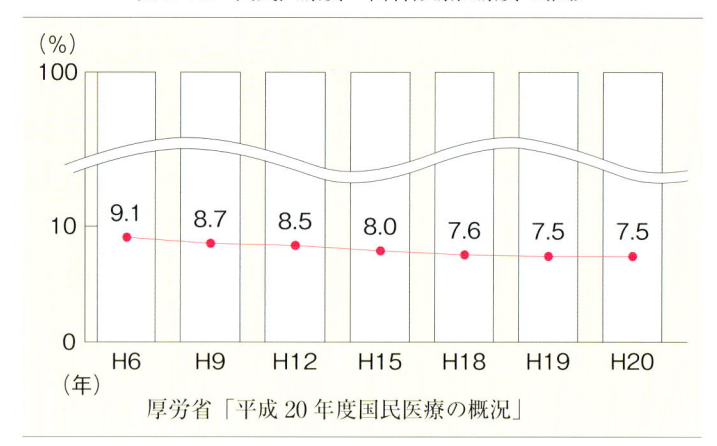

9.1　8.7　8.5　8.0　7.6　7.5　7.5
H6　H9　H12　H15　H18　H19　H20（年）

厚労省「平成20年度国民医療の概況」

の住むところならどこにでもある"といわれるコンビニエンスストア（4万店以上）の約2倍！全国で約7万医院にも達しています．

一方，安定した歯科医院経営は歯科医師1人あたり，患者数が2,000人必要とされています（表2-12）．ところが，現状はその約半分！歯科医師1人あたり約1,283人と，まさに歯科医師過剰時代になっているのです．また，国民医療費に対する歯科診療医療費の占める割合が1割に満たず，その割合は年々減少しています．経営的な問題から，"割に合わない"メインテナンスやカウンセリングを軽視するところも増えています（表2-13）．

こうした状況を踏まえると，いえ，こうした状況だからこそ評価を高め・安定経営を目指すことが急務だと思われます．

以下，私がイメージし実践している"評価を高める"ための課題や実例をあえて紹介させていただきます．もとより，私の場合であって，唯一の正解というものではありませんが，一助になればと思います．

2) 患者はお客さま　歯科医院もサービス業

ここまで何度も「歯科医院はサービス業」といってきました．ストレートに，媚びや照れは毛先ほどもありません．心底，そう思っています．それは，「私は歯科医師である」というのとイコールで繋がっています．ですから，"評価を高める"歯科医院（の経営）とは，スタッフ全員がサービス精神に徹することにほかなりません．そのサービス精神の基本的な素材をピックアップします．

●スタッフの気配り

患者の来院からお見送りまで，私たちは次のように気配りしています．ドラマの台本みたいになりますが，具体的に列記します．

❁**患者，来院．受付は自然なやさしい笑顔**：言葉の前にまず，笑顔．老若男女を問わず，です．人は得てして第一印象で受けた感情に支配され，顔の表情を瞬間的に変えています．相手がお年寄りか・男か女かとか，容貌や服装，緊張

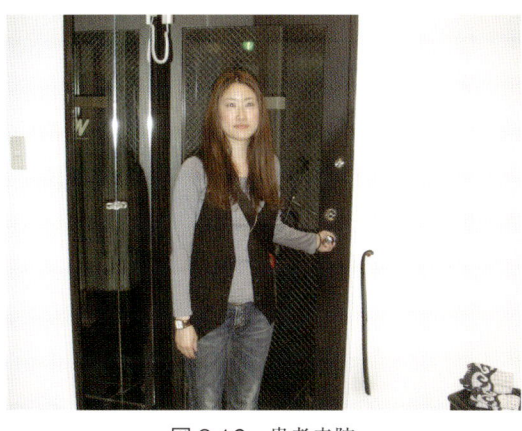

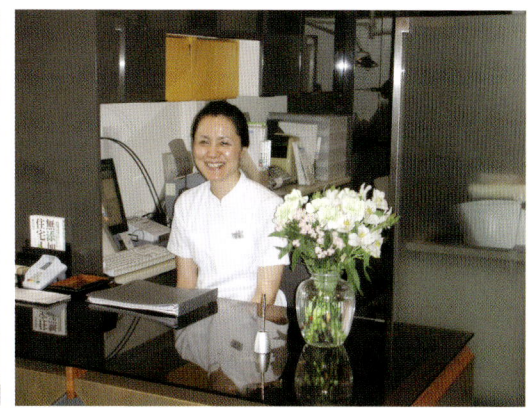

図 2-16　患者来院　　　　　　　　　図 2-17　受付の自然なやさしい笑顔

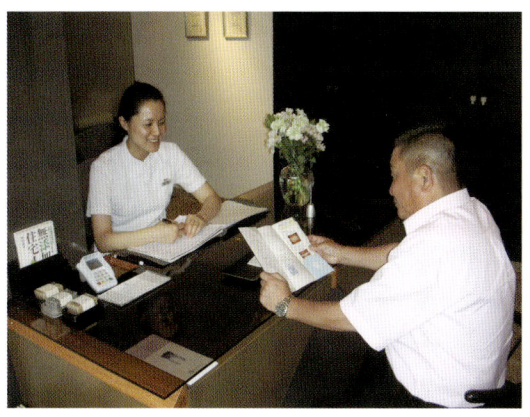

図 2-18　姿勢を正しての対応　　　　図 2-19　スリッパを揃える

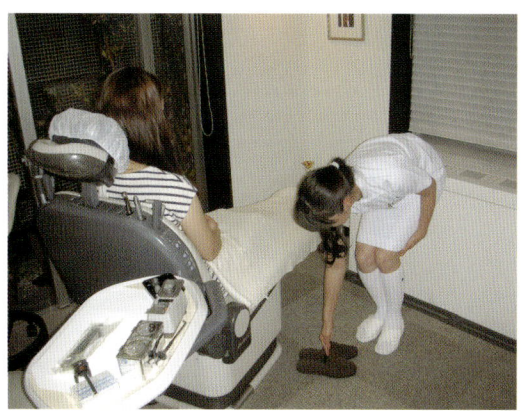

や警戒心の有無などに反応してしまうのです．経験未熟な人や受付が本職でない歯科衛生士・アシスタントが受付に出ると，つい笑顔を忘れて印象で受けた感情を表に出してしまうもの．誰に対しても笑顔！これができない受付は，受付失格です（図2-16, 17）．

❀**明るく大きめの声で挨拶**：笑顔と同時か，ほんの少し遅れるくらいのタイミングで「こんにちは」「どうぞ，お上がりください」と声をかけてください．スリッパに履き替えてもらうところがほとんでしょうが，場合によりタイミング良くその旨を伝えることも必要です．

❀**通院患者なら語りかけを**：通院で顔見知りになっている患者には，「お元気でしたか」「(歯の)具合はどうですか」といった語りかけをしましょう．雨の日だったら「濡れませんでしたか」など，お天気がらみの語りかけがよいでしょう．

❀**初診なら笑顔でテキパキ指示**：患者が荷物やコートを椅子に置いたら「どうぞ」と受付のデスクにリードしましょう．問診表や保険証の提出などの事務ごとも患者がまごつかないようテキパキとしましょう．写真のように姿勢を正しての応対も受付のエチケットのうちです（図2-18）．

❀**診療チェアに座ったらスリッパを揃える**：治療室に案内し，チェアに座ってもらいますが，患者が脱いだスリッパは揃えましょう．ひざ掛けタオルはパッ

第2章　27

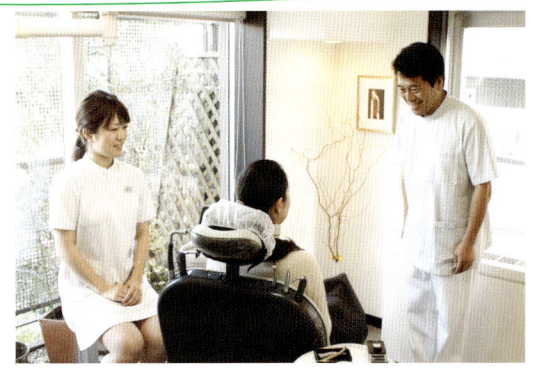

図2-20　マスクをはずして挨拶

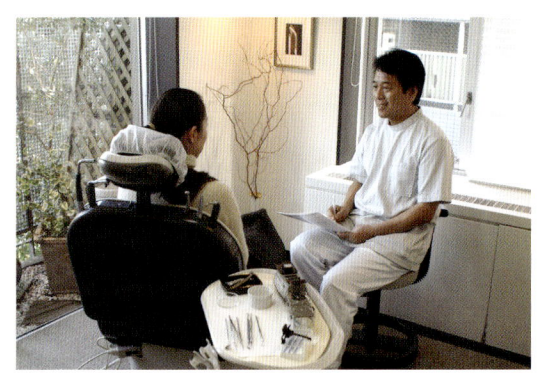

図2-21　目線を同じく

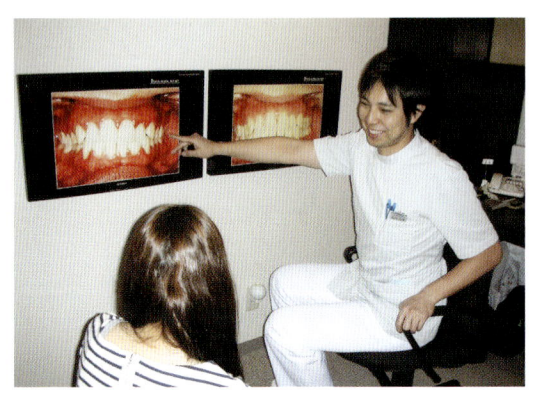

図2-22　笑顔を忘れない

と投げ放すように掛けるのではなく,「掛けますね」と断ってから四隅を持ってフワッとかけてください．診療でチェアを倒すときは,「倒しますね」と必ず声をかけてください．このとき患者はおおむね緊張しているので，笑顔を忘れないようにしてください（図2-19）．

❉診療開始前にはマスクを外して挨拶：挨拶しない歯科医師が多いようですが，私はします，させます．そのとき，マスクは外すべきでしょう．初対面で歯科医師の顔全体がわからないのは，患者に不必要な不安感やとっつきにくい感じを与えます．また，診療中に質問したり大事なことを指示するときも，マスクを外すほうが患者が聞き取りやすいことがあります．マスクごしの声はくぐもってお年寄りや耳が少し遠い人には難儀なものです（図2-20）．

❉医療面談では患者と目線を同じくする：目線の上下は心理的にも上下関係を強制してしまいます．こちらにそんな気持ちはなくても，もともと受身である患者はよけい"まな板の上の鯉"のような気持ちになってしまいます（図2-21）．

❉カウンセリングはプライベート・タイム：私のところでは診察室は個室タイプなので，患者のプライバシーは守られます．診療チェアが横並びの歯科医院ではプライバシーを守れる環境を確保してカウンセリングするのが望ましいでしょう．

❉語りかけは名前から：患者に説明や注意・指示などをする場合は,「○○さん」と名前を口に出してからがベターです．名前を呼ばれると，誰しも親近感や安

心感を持つのは常識です．いつ何時もというものではないのですが，患者の名前が頭に入らない・口にしないスタッフはなぜかケアレスミスをすることが多いようです……．

🍀 **どんな内容の話でも笑顔を忘れない**：図 2-22 とか，いささか複雑な治療経過や口腔状態が深刻なことを伝えたりするような場合でも，笑顔か笑顔をベースにしたやわらかい雰囲気で対応しましょう．これは歯科医院に限ったことではありませんが（どんな医療機関でもいえることですが），スタッフが必要以上に緊張したり淡白かつ事務的な説明に終始するのは患者を悲観的にします．どんな辛い説明でも，スタッフに笑顔ややわらかさがあれば，患者の免疫力が落ちることはないのです．いえ，それ自体，癒しであり治療ですらあるのです．

🍀 **折にふれ「ありがとうございます」を**：治療やカウンセリングの途中や終った後に患者が「スッキリした」「具合がよくなった」といった感想をもらすことがしばしばあります．そんなときはすかさず打てば響くように「ありがとうございます」を忘れないようにしましょう．もちろん，ニッコリと．診察・治療が終ったら，心をこめて「お疲れ様」と声をかけましょう．

🍀 **「お大事に」と必ず一言を**：すべてが終って患者が帰るときには，どんなに忙しくしていてもこの一言をいうのはサービスの鉄則です．通常は受付の仕事ですが，受付がお見送りできないときは，スタッフの誰かが必ず代行をしましょう．それも遠くから通り一遍に声をかけるのは×です．そばまで行って，微笑をこめた眼差しで患者の目をみて言いましょう．そして，患者がドアを閉めて姿が見えなくなるまでお見送りします．

　気配りというものは，何も特別なことではありません．心からコミュニケーションをとり，親身になれば自ずと言動や挙措動作に現れるものです．上に挙げたことは，通り一遍のいわゆる"営業用"の笑顔や決まり文句とは一線を画します．私たちは飲み客や買い物客を相手にしているわけではありません．口腔に何らかの痛みや異常を抱えている患者です．ですから，笑顔や挨拶が単に営業用だったり馴れて機械的になっては，患者への気配りとはいえないことを強調しておきます．

●自己啓発とスタッフ力の向上

　ところで，気配りというものは個人的な資質や性格によりできる人・できない人，上手な人・下手な人がいるものです．これは仕方のないことですが，看過していてはスタッフのバランスが崩れます．スタッフによって患者が受ける印象や感覚がマチマチというのは，歯科医院全体の評価向上にはマイナスに作用します．このことをカバーするために，私は次のような育成法をとってスタッフ間のアンバランスをクリアしたいと努めています．

🍀 毎日，診療開始 10 分前に今日の患者についてのミーティングを行います．

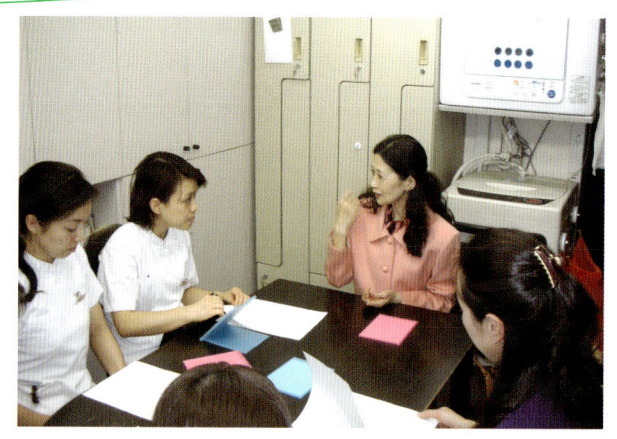

図 2-23　化粧法セミナー

表 2-14　よいスタッフとは

1. 笑顔が素敵ないつも明るい人
2. 姿勢が正しく動作が機敏な人
3. 患者さんの痛みを理解してあげられる人
4. 人がいなくてもしっかりと仕事をする人
5. 向学心のあふれる人

🍀 1週間に1回，お昼タイムに30分ほど，問題のある患者について情報交換や善後策をミーティング＆ディスカッションを行います．

🍀 年に数回，比較的高級または評判の高い店での食事会を行います．料理もさることながら，出迎えから見送りまで，接客術の勉強になるからです．料理を出したり，皿を片付けたりするタイミングなども参考になります．

🍀 年に1〜2回，セミナー．歯学や歯科医院経営の専門家から，マナーや化粧方法のコンサルタントにいたるまで，そのつどテーマを設定して開いています（図2-23）．

🍀 読んでほしい文献の指示をしましょう．たとえば，『仕事の基本とマナーを学べ！！』（今村道子，船戸美幸・共著／ディスカヴァー・トゥエインワン刊），一般企業での仕事の基本や入社時の新人教育の実際が手に取るようにわかります．

　『リッツ・カールトンが大切にするサービスを超える瞬間』（高野登・著／かんき出版），超高級ホテルの心温まる接客術と本物のサービスは人と人を結びつける絆を生むことが理解できます．『図解　コーチング流　タイプ分を知ってアプローチするとうまくいく』（鈴木義幸・著／ディスカヴァー・トゥエインワン刊），自分と人のタイプを知ることとそれをコミュニケーションに生かす方法がよくわかります．

　こうした自己啓発の機会均等の試みは，スタッフ間の能力や人間性のアンバランスを埋めるだけではなく，スタッフ間の信頼関係や意思の疎通にもいい影響をもたらします（表2-14）．経験浅い歯科衛生士やアシスタントが先輩から

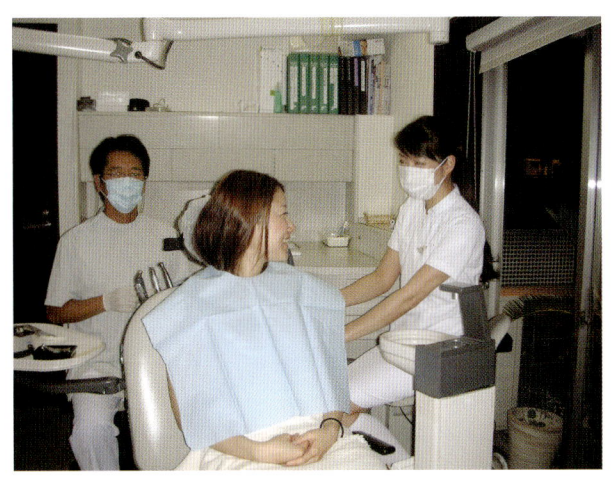

図 2-24　スタッフのチーム力は患者に伝わる．

怒られたり注意されたとき，素直に「ありがとうございます」「わかりました」と言葉に出せるようになるものです．その逆の場合でも，「ありがとう」「わかった」ということが成り立つものです．私自身，ベテランの歯科衛生士から注意されることはあり，「そうだったね，ありがとう」と返す信頼関係が普通に成り立っています．そして，1日の終わりには「お疲れ様」とお互い笑顔で感謝し合えるのです．

こういう歯科医院の"空気"やスタッフのチーム力・協調性といったものは患者にも間違いなく伝わります．評価されます（図2-24）．彼はリピーター（顧客）になってくれるでしょう．アメリカの経営学者ピーター・ドラッガーの有名な言葉を思い出します．「事業の目的について正しい定義はただ一つ．それは顧客の想像である」．

なお，私自身の自己啓発について簡単に触れておきます．それは，スタディグループ活動です．「CDC（コンジニアルデンティストクラブ）に所属して，ケースプレゼンテーションや最新情報の研修・交換などに力を入れています．

● アメニティとヒーリング

快適さと癒しの空間……．歯科医院の評価を高める大きなファクターがこれです．歯科医院に限らずすべての医療機関に求められるファクターですが，歯科医院は「できれば行きたくない場所」「痛い思いをする場所」といった先入観があるだけにいっそう心を砕かねばならないでしょう．言い換えるなら，快適で癒される医療環境の演出です．

歯科医院の立地条件や建物の構造，広さなどに制約されるので，わかってはいても思うにまかせないのが多くの歯科医院の実情です．しかし，さまざまな制約の中で知恵を絞って快適空間・癒し空間を創出したいものです．

願望ならどのようにでも語ることはできますが，実現不可能な話をしても始まりません．私の医院で実行していることをヒントにしてもらえれば幸いです．

第2章　31

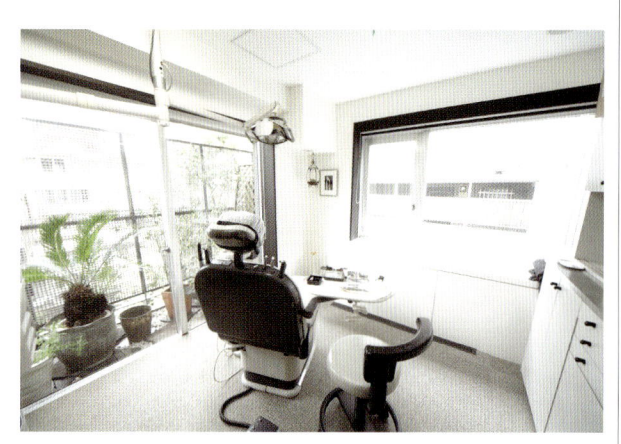

図 2-25 機能性を重視した診療スペース
シンプルにした．治療用具はなるべく患者さんの視界に入らないように配置してある．

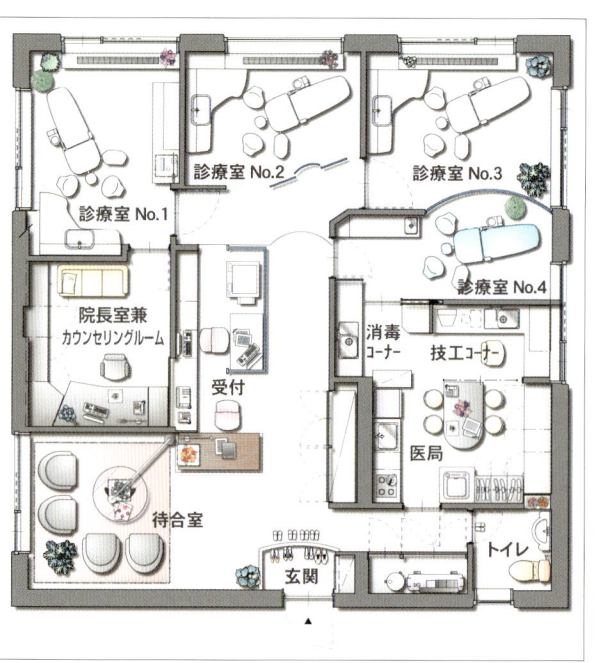

図 2-26 当院の院内レイアウト

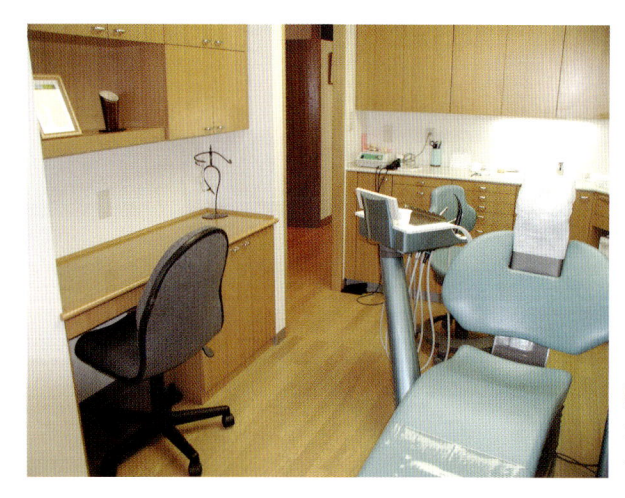

図 2-27 チェアサイドにデスクを配置すると，プレ・カウンセリングが行いやすい．

診療室の個室化

　私が開業にあたって，イの一番に実現したかったのはコレです．患者のプライバシーの保護は最優先事項だからです．プライバシーが侵されず他の患者のプライバシーを侵すこともなく診療を受けられることは快適さの第一条件ではないでしょうか．実際，自分の口腔の不健康や治療の細部を他の患者に見られたり聞かれたりするのは実に落ち着かないものです．他人のそれを見聞きするのも愉快なことではないですし，歯科医師や歯科衛生士が自分のところと人のところとを行ったり来たりしていてはヤレヤレとため息をつきたくもなろう，というものです．まわりを気にせず，ゆったりくつろげる診療空間が保証されてこそ，患者は安心して治療を受けられるのだと確信しています（図 2-25）．

　図 2-26 にあるように，個室タイプの診療室は 4 室です．チェアサイドにデ

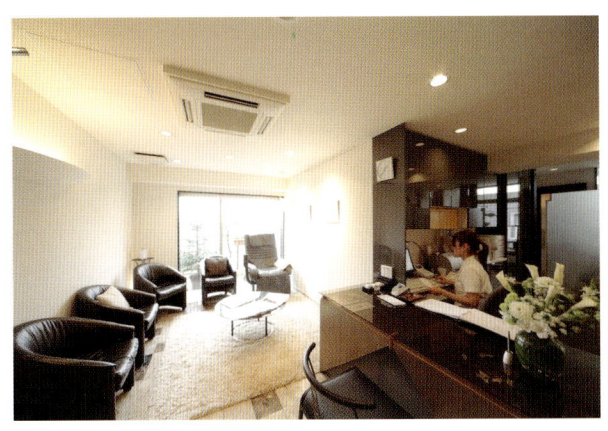

図 2-28　受付と待合室
落ち着いたインテリアデザインにすることで，従来の歯科医院のイメージをとりのぞき，患者さんの不安をできるだけ取りのぞけるように配慮した．

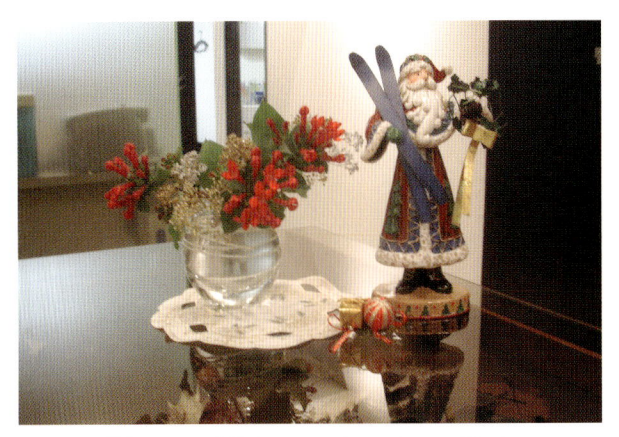

図 2-29　受付やユニットのディスプレイ
生花，季節の小物などを置くことによって，居心地のよい空間を演出して，患者さんの心を癒せるような工夫をしている．

スクを配置（図 2-27）して，プレ・カウンセリングがしやすいようになっています．

❀院長室の確保

私自身がゆっくりくつろいだり考え事ができる時間を持つことは，歯科医院全体の経営にプラスになっているはずです．とともに，院長室は患者とじっくりかかわれるカウンセリングルームの役割も果たしています．

❀医局・技工室

規模により医局を用意できない歯科医院は多いようですが，スタッフのことを考えるなら確保すべきではないでしょうか．お昼休みなどにスタッフ同士がくつろいだり情報交換したり意見を言い合ったりできるのは，患者にとってプラス α をもたらします．スタッフ同士の交流は経営面でも有意義です．床面積の制約から技工室をかねています．

❀受付・待合室

従来の病院・医院のイメージとは離れたインテリアに腐心しました．患者の緊張感や不安感をできるだけ取り除いて，快適さと癒しを感じられる空間を心がけています（図 2-28）．センスのいい生け花は必須アイテム（図 2-29）です．お花は各ユニットに置いています．心がなごむ置物や，12月にはクリスマス・ツリーを置くなど季節感のある小物をディスプレイして工夫しています．

待合室の椅子は，ゆったり座れる1人用です．硬い数人用の長椅子は，はっきりいって×です．患者にとっては待合室から治療が始まっている……そう思いやることができるなら，長椅子はあり得ないと私は思います．

歯科医院における空間的な快適さと癒しのキーワードは，「シンプルだけれど温かい」ということではないでしょうか．気持ちが落ち着かない装飾や冷え冷えとした雰囲気はいけませんね．

表 2-15　私のコンセプト

①歯周治療を診療の基本に置く（予防からメインテナンスまで）
②オリジナリティのある医院作り（快適な医療環境を創る）
③患者さん一人ひとりとの関係を大切にする
④基本を大切にする（技術と考え方）
⑤楽しく診療する

5 患者サービス学再考

　これまでスタッフの連携やチーム医療，歯科衛生士の教育や歯科医院評価の向上などについて考察してきました．それはとりもなおさず，最良の患者サービスを確立するための模索でした．
　ここで改めて，別なアングルから焦点を当ててみようと思います．

1）患者はそれを待っている

　意味深なフレーズを掲げてしまいましたが，一言でいうと「信頼」です．もっと平たくいうと，「この先もずーっと（一生），この先生にまかせられるだろうか……．まかせたい」ということです．
　歯科にかぎらず，どんな病気でも患者は，とりわけ賢い患者は長いターム（期間）で病気との闘いや克服を考えるものです．生活状況やお金とにらめっこしながら，いい医者・いい病院を見つけ，長く世話になりたいのです．出会いたいのです．ドクター・ショッピングを繰り返す患者が少なからずいるのも，そのせいです．私や家族が何か長期間の治療が必要な病気になったら，やはり，いい医者探しに奔走するでしょう．
　裏をかえせば，医者は患者をしてドクター・ショッピングなどさせないことです．初診の患者をして「いい医者に出会った！一生ここで診てもらおう」と言わしめるのが本筋です．歯・口腔の病気や予防は"一生もの"ですから，信頼できるいい歯科医師・歯科医院と出会うか・出会わないかは，患者にとっては"人生の質"が左右されるといってもいいと思います．
　そこで，患者が出会いを待っている歯科医院・歯科医師ですが，私は表にあるように5つのコンセプトに集約して考えています（表2-15）．

● ①歯周治療を基本におく

　歯科には大別するだけでも，一般歯科，歯周病，インプラント，審美歯科，矯正歯科，小児歯科があり，それぞれ細部の治療・技術・カウンセリングを挙げれば多岐多様にわたることはいうまでもありません．しかし，私はあえて，歯周治療を基本に置くことを宣言してはばかりません（図2-30）．

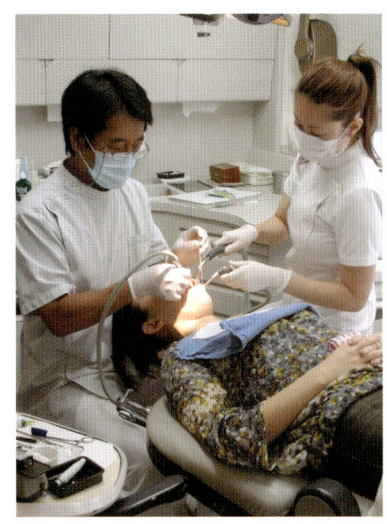

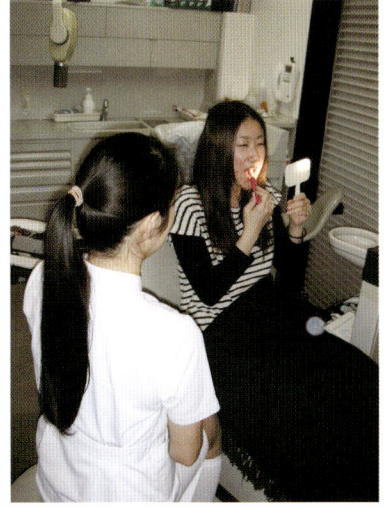

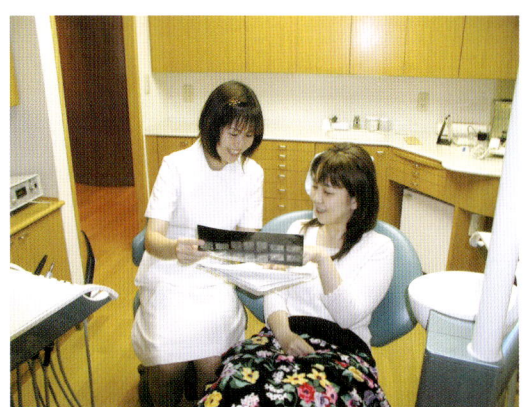

図2-30　基本は歯周治療

図2-31　楽しく診療

　「歯周治療にかけては第一人者，信頼できる」と評されるなら，ほかのことは小さいと思っています．誤解を恐れずにいえば，ですが．それは，歯周の健康が健康な歯の生命線であり，歯周病の改善・予防が患者にとってもっとも価値ある治療だからです．そして，歯周病は患者数でも疾患の多様性でも，歯を失う可能性でもダントツだからです．

　"はじめに歯周・歯周病ありき"です．

　✤⑤の「楽しく診療する」（②，③，④については，繰り返し述べてきました）

　楽しく診療するのは，そんなに重要なことかい？といわれそうですが，ここで私がいいたいことは"患者も人の子"ということなのです（図2-31）．つまり，診療する側が仏頂面・不機嫌・無愛想にしていては患者が萎縮します．でなければ，腹を立てます．「この人たち何様のつもりなの！」「患者（お客）を何だと思っているの！」と，口には出さなくても．反対に，診療する側が楽しげに明るく仕事をしていれば，患者はリラックスできるばかりか，「この人たち，仕事に自信と誇りを持っているんだな」と感じてくれるでしょう．そこから，信頼感が生まれるのはあと一歩じゃないでしょうか．

　"患者も人の子"とは，そういうことです．「楽しく診療する」のは，決して小さなことではありません．また，患者サービス学とは，お茶をふるまうようなことではなく，"我も人，彼も人"といった人間理解に根ざした言動いっさいを意味しています．

　2）診療におけるケーススタディ

　患者の主訴を具体的な言葉で問いただし，具体的な言葉で答えてもらえるようにリードすることは，実践的なサービス学です．

　一目で歯周病とわかっても，「歯周病です．すぐ治療に入りましょう」というような診療は，サービス性ゼロです．"病を診て人を診ず"とは，このようなケースをいいます．人と人との会話・交流がゼロ．そのような関係に信頼と

第2章　35

表2-16　問診での会話例

歯科医師（以下Dr）：「どうなさいましたか？」
患者さん（以下Pt）：「左上の奥歯の歯ぐきが腫れて，痛くて物が噛めないんです」
Dr：「左上の奥歯の歯ぐきが腫れて，痛いんですね．それはお困りですね．いつから歯ぐきが腫れているのですか？」（※患者さんの言葉を復唱することで，患者さんは自分の気持ちが伝わったことを確認し，安心します）
Pt：「1週間ほど前からです」
Dr：「ずいぶん我慢しましたね．腫れたのははじめてですか？　それともいままでにも腫れたことがありますか？」
Pt：「1年ほど前にも腫れたことがあります」
Dr：「そのときは，歯医者さんに見てもらいましたか？」
Pt：「自然に治ったので，行きませんでした．でもまた痛くなってきたので，とても心配です．歯周病かもしれません」
Dr：「歯周病かどうかご心配なのですね」
Pt：「歯が抜けてしまうと食事ができなくて困りますから」
Dr：「たしかにそうですよね．ところで，歯周病がどういう病気かご存じですか？」
Pt：「歯ぐきの病気で，歯がグラグラしてきて抜けてしまうんですよね」
Dr：「一般的にはそう言われていますが，じつは歯のまわりの骨が溶ける病気なんですよ」
Pt：「骨が溶けるんですか？　私の歯もすこし揺れているのですが，大丈夫でしょうか？」
Dr：「歯周病かもしれませんね．でも，歯周病はお口の中を見ただけではわかりません．詳しい歯周病の検査を受けることをお勧めします」

（若林健史，有田博一，他編著：見てわかる！実践歯周治療，デンタルハイジーン別冊，33，医歯薬出版，東京，2006．）

いうものは，生まれようがありません．会話・交流に笑顔が伴えば，理想的です．患者が思わず，笑顔をみせたなら，患者サービスが実践された証拠といっていいでしょう．

　次のような会話例をモデルに，柔軟に対応します．

　表2-16では，歯科医師が患者に「歯周病（かもしれない）」と告げるまでに，患者からいくつもの情報を引き出しています．そして，歯周病だとしても，検査が必要であることを無理なく（いきなり一方的に言い下すのではなく）伝えています．このようにプロセスを踏むのが，患者サービスの実質です．

　診療にはいくつかのステップがありますが，どのステップにおいても患者とこちらとの言葉のラリーがあってこその診療です．技術的な腕をふるうのは当たり前のことであって，サービスでも何でもありません．サービスとは，受ける側がサービスと感じてはじめて成り立つもの．そうではないでしょうか（図3-32）．

3）歯科医師冥利，それはサービスを超える瞬間

　私たちにとって，サービスは付随的なものではなく診療の内だということを

図2-32　診療のステップ

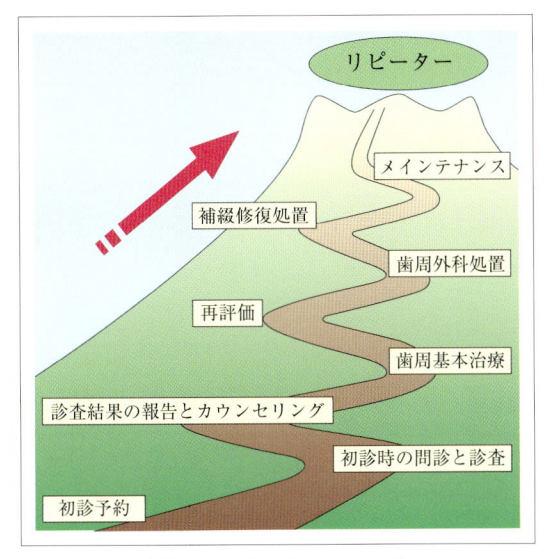

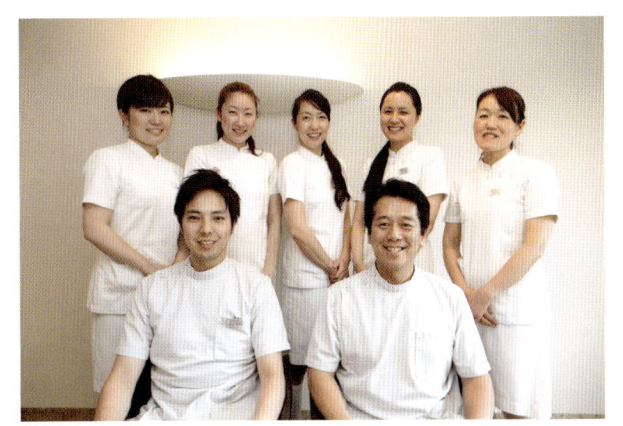

図2-33　スタッフの集合写真．歯周治療はチームプレー

繰り返し語ってきました．サービスの何たるかを自覚しない者は生き残れない……といったニュアンスまでこめて．

しかし，サービス・サービスとこだわっている心が，ふっと軽くなることが時々あります．リッツ・カールトンではないですけど，サービスがサービスを超える瞬間，が確かにあるのです．

それは，こんなときです．

🍀 主訴（歯の痛みや腫れ）を取り除いたら顔を見せなくなった患者が，数年後に現れて「今度は，治療後のメインテナンスまでしっかりやるのでまた診てください」と本気で歯周病を治す気持ちを表明したとき．

🍀 定期検診のたびにプラークコントロールが良好な60代の女性患者が，「初診のとき，歯科衛生士さんがていねいに歯の磨き方を教えてくれて．それを実行しているからでしょうね」と笑顔をみせたとき．

🍀 長期間の咬合調整・歯周補綴に成功した40代の女性患者が，「ここは私の歯のホームドクター．夫も娘もここに通わせたいわ」ともらしたとき．

🍀 「歯がどんなものか，よくわかった．タバコはやめる．甘いものは控える．夜更かしも気をつける．それにしても，先生は歯医者さんじゃないみたい」と笑っていた若い女性患者がいらしたとき．

現場での一コマ・一コマにすぎないかもしれませんが，私たちの言葉は通じるのです，思いは通じるのです．歯科医で良かった，と実感します．それは歯科衛生士も同じでしょう．サービスはサービスを超えて，価値観や幸福感をも分かち合えるのです．

ところで，地域密着型という医療サービスの枠組みがあります．歯科医院はその枠組みにはまりやすい経営形態かもしれません．地域の人々が来院しなければ成り立たないという意味で．私のところは，その枠組みからは外れていま

す．地域密着や，地域に特化したコミュニケーションなどはあまり意識していません．小さなビルの3階ですが，表に看板は出しておらずビルの入り口のプレートに1メートル以内に近づかないと読めないくらいの文字で所在を示しているだけです．正直にいって，地域の住民が受診しやすいとはいえないでしょう（図2-33）．

一方，歯科医院が乱立する状況で，地域密着・地域サービスというのは積極的な意味は薄くなったといわざるを得ません．ネットによる歯科医院選び，交通網の整備，女性も勤めに出ていて勤務地の歯科医院を選択するなど，住民自体が地域の歯科医院にこだわらない時代の流れが加速しています．患者が歯科医院を選ぶ時代，ともいえるでしょう．そんなわけで，私のところはある程度の数の地域住民と地域外から（青森県や長野県からも）のリピーターが混在しています．私たちの"人を診る"診療に共感してもらい，"楽しく一緒に治す・一緒に予防する"ことができるなら，誰もが患者さんです．

最後に，今一度禅の言葉（図2-34）を．

「掬水月在手（水をきくすれば月手にあり）」

月の輝く夜に水を両手で掬する（すくう）と，月は自分の両手の中でキラキラ輝きます．掬するすべての人に・人の心に月は入り込みます．禅では月は慈悲や悟りに見立てますが，私なら歯の健康や予防に置き換えてみます．だとしたら，「水を掬する」とは，私の人を診る行為・医療にほかなりません．そんなイメージで歯科の仕事をしています．

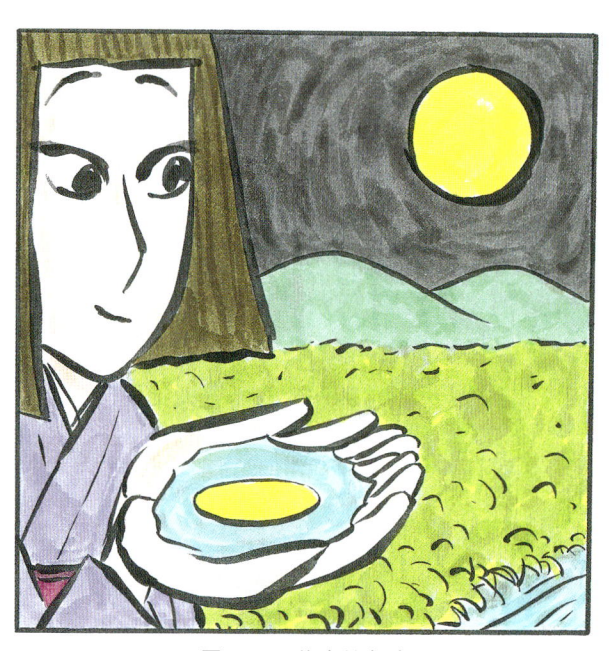

図2-34　掬水月在手

（(医) 社団真健会　若林歯科医院　若林健史）

第3章 歯科医院の設計

1 歯科医院設計の考え方

　歯科医院を開業する時，当然のことですが医院の設計が必要となります．すでに開業されている先生も開業前にご家族やメーカーさん，先輩歯科医にアドバイスをもらいながら色々と試行錯誤したことと思います．またこれから開業を考えている先生方は，最も資金のかかるステップに心配や不安もあるかと思います．筆者は当時を振り返りますと懐かしいばかりでなく，大変楽しかったことが思い出されます．設計と一言でいいましても，内装やどのような医療機器を使用するのかなどのハード面と，診療体系をどのように考えるのかなどのソフト面の二種類の設計があるのではないかと思います．院長の考えがこの二つの設計に大きく影響を及ぼすだけでなく，この二つの考えが噛み合っていなければ理想とする医院を作ることは不可能ではないかと考えます．

　ハードがなければ医療を実践できませんが，同時に歯科医療に対する考えが明確でないと診療行為そのものがストレスとなり，治療内容にも悪影響を与え，健全な医療を提供できないと思うからです．例えば器具や機器の消毒や滅菌など，院長としてどの様に考えているのかを表現できなければ，器具や機器の管理やそれを準備するスタッフの動線が描けません．動線が描かれなければ，バランス良く仕事が流れません．結果，診療時の動きに無駄があったり，逆に足りなかったりと理想的な診療を行う院内とはなりません．このように院長の考えが確立されていないと医院設計や器具の購入などは材料屋さん任せとなり，その結果マニュアル的な医院が作られ，他医院との差別化どころのお話ではありません．

2 歯科医療はサービス業

　いわずもがなですが，患者さんはお客さんです．患者さんは医療という専門的なサービスを受けたいと願い，それに対しての報酬を支払うことを納得しています．医療訴訟が増えつつある昨今，その多くはインフォームド・コンセント不足であるといわれています．インフォームド・コンセントは日本語では「説

明と同意」と訳されており，もはや現代医療の現場ではあたりまえに定着した言葉かと思います．しかし医療に対する患者さんの不平や不満は減ることなく増え続けているのはなぜでしょう？それは「疾患の原因とその対応に対する説明」という根本的な医療行為が徹底して行われていないからではないでしょうか．なぜこの疾患に罹患したのかということをしっかりと説明し，それに対する対処法をまずもって説明しなければなりません．そしてその後のケア，再発防止に関してやご家庭での管理法，また定期検診による専門的ケアの必要性，これらを踏まえた予防的な対応に至るまでの医療サービスを提供できる環境を整えておかないと患者さんの満足を得ることはできません．

　また国民の健康志向が高まった現在では，その様な歯科医院が求められています．予防型歯科医院がこれからの歯科医療で唯一勝ち残って行ける医院であるだけでなく，患者さんにとって最も安心な歯科医院であるということを確信致します．

3　ソフト面

1）場所

　歯科医院を設計する時，まず決めておかなければならないことは医院の診療体系です．一般歯科医院として開業する（している）先生が大多数ですが，前項でも述べましたが，歯科医院供給過剰時代の昨今においては，医院の特色を全面的にアピールすることをお勧めします．例えば卒後小児歯科の医局に在籍していた経験のある先生ならばお子さんやその家族が来院しやすい環境を創ることでしょうし，補綴が専門であれば高齢者や中高年をターゲットにした医院設計となり，開業地としては住宅街の方が患者層を絞りやすいでしょう．

　また最近ではインプラントや審美歯科を標榜する医院も増えています．この場合，住宅街で開業するより都心の駅近くの方がターゲットとなる患者さんが集まりやすいといえます．これらの様に自分の得意分野を前面にアピールする手法は他業種で多くみうけられています．商品や流通などさまざまな方面で多様化した現代社会において，経営者のオリジナリティな考えを特化させ，ユーザーに選択させる手法があたりまえとなっています．ラーメン博物館などはその最たるもので，味や麺へのこだわりを競い合わせ，その結果どの店も大行列・大繁盛となっています．歯周病専門医院の隣に小児歯科医院が開業しても住み分けが可能な時代ではないでしょうか．この様に医院の特色をわかりやすく示すことで，患者さんに選択していただき，そこから紹介が広がり，結果的には集患へつながるのです．

2）考え方

　次に決めておきたいことは診療体系が保険診療主体とするのか，自費診療主体とするのかです．もし保険診療主体の診療体系とするなら，短時間で大勢の患者さんを診療しなければならなくなります．自由診療主体の診療体系であれ

ば，少ない人数の患者さんを比較的ゆっくりした時間の中で診療することが可能となるでしょう．そしてこのことは診療室の設計にも大きく影響します．待合室においては自由診療主体の医院であれば診察台と同じ数だけの椅子を用意すれば十分足りますが，保険診療主体であればなるべく多くの患者さんにお待ち頂く環境を整えておく必要があるでしょう．またユニットの設置にも考え方に違いが表れます．短時間診療が主な保険診療であれば，ドクターもアシスタントも患者さんも瞬時に移動可能であるオープンな診察室の方が動線からも適しているといえます．しかし長時間診療となることが多い自由診療は，会話が漏れることない落ち着きのある，プライバシーを配慮した個室的空間の方が患者さんにも喜ばれるでしょう．

　筆者の考えですが，歯科医療は細かい処置が多くを占め，治療の結果が補綴物となってお口の中で長期的に機能させなければならないという特殊性から，できるだけ時間をかけて丁寧に診療できないかと考えております．また，治療後のケア，再発防止に対する管理法，また定期検診による専門的ケアの必要性，これらを踏まえた予防的なお話も十分時間をかけお伝えしたいと考えています．しかし大変残念なことですが，現在の保険医療制度は疾患に対してのみ算定可能な医療制度です．治療後の管理や再発防止へのアドバイスなどの予防的な対応は制約が多いのが特徴です．国民が比較的安価で平等に医療を受けられるという利点は評価しますが，治療後の管理を含めた予防医療の重要性が定説となった現代の歯科医療においては，もはや時代遅れではないかと考えます．診療体系の決定は院長の歯科医療に対する長期的な展望を問われる重要なソフトであるといえます．

3）ひとに対して〜スタッフ教育〜

　筆者の医院でのスタッフ教育の多くは日常臨床の中で行われており，診療時間外の勉強はなるべく取り入れない様にしています．それは臨床には似た様な医療行為はあるものの，同じ医療行為は2つとないためパターン診療になってほしくないからです．さらには歯科医師や先輩歯科衛生士の良いところや良くないところを盗んでほしいと願っています．中でも最も大切なことはドクターが患者さんとお話ししている内容を共有することです．これは医院の医療に対する考え方を知るだけでなく，患者さんの医科的既往歴や家族構成などの背景を理解することにもつながり，将来信頼関係を太いものにするための大きなツールとなるからです．この様なことから当院では診療の中で教育することを基本としています．

　当院では3名の歯科衛生士が勤務しており（平成22年5月現在），患者さんは担当制にしております．そして実践を通して勉強しております．新卒の衛生士は「私が治療したら患者さんが不幸ではないのか．先輩衛生士が担当した方が良い治療結果が得られるのではないか．」など不安を抱えています．しかし臨床は経験を重ねて成長するものです．そのためケースをこなすいわゆる症例

数が必要となります．卒後1年目，2年目で未熟な技術ではあるものの経験を積ませたいというジレンマには感謝の気持ちを持って対応する様に指導しております．キュレットのストローク一つひとつにこころをこめた感謝の気持ちで治療にあたるのです．とり残しがあっても大丈夫です．一所懸命経験を積み3年後，4年後にもう一度チャレンジすればいいのです．とりきれなかった歯石は今より技術を磨いて再度キュレットを使えばいいのです．そのためにはメインテナンスを通じて，患者さんとの信頼関係を太いものにする努力を惜しまないでほしいのです．信頼関係は気の利かない言動で簡単に壊れます．信頼を得ることは大切ですが，そこからさらに信頼を深める努力が医療人において最も大切であることを学んでほしいのです．

　患者さんはいつもいつも同じ歯科衛生士が拝見するとは限りません．また，院長はじめ他の歯科医が診療を行うこともあるでしょう．したがって患者さんへの専門的な説明は医院としては同じ考えであるべきと考えます．「先生はこういったのに，あの歯科衛生士さんは違うことをいった」では患者さんが混乱してしまいます．患者さんからの質問へは誰が聞かれても同じ答えであることが望ましいのです．そのため，入社後直ちに当院での歯科医療に対する考え方を教育する時間を設けています．

　内容は以下の通りです．

入社後の勉強会
①歯周病について総論
②歯周病という疾患の説明のし方
③プラークコントロールの考え方
④咬合性外傷について
⑤インプラントについて
⑥補綴物と歯周組織について

＊これらの項目を入社3カ月の期間に勉強し，院内で統一した考えを共有するよう努めています．

　また，筆者は臨床家の研鑽は症例発表にあると考えています．発表といっても大きな学会や勉強会である必要はありません．院内発表で十分です．症例発表を行うということは，自分が診療にあたった患者さんの検査値や口腔内写真などの資料を整理し，処置した内容をふり返り，その中で患者さんのお仕事や家族構成などの背景や，治療を通じてどの様なコミュニケーションがあったのかなど，症例を細部まで見返すことができるからです．発表の席では，その患者さんに関しては自分が一番良く知っているという気持ちで取り組むことが大切で，その様な勉強は現在受け持っている患者さんや，過去に対応した患者さんをさまざまな視点から振り返って見つめることができます．また他の衛生士の考え方やとらえ方を聞ける貴重な場でもあります．当院では定期的に症例発

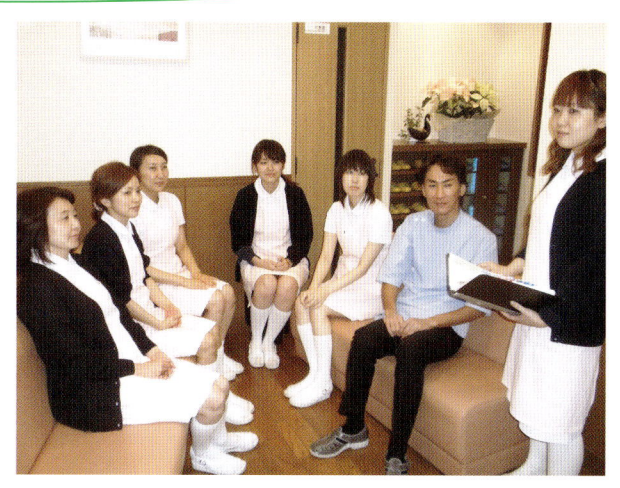

図 3-1　院内症例発表の一コマ

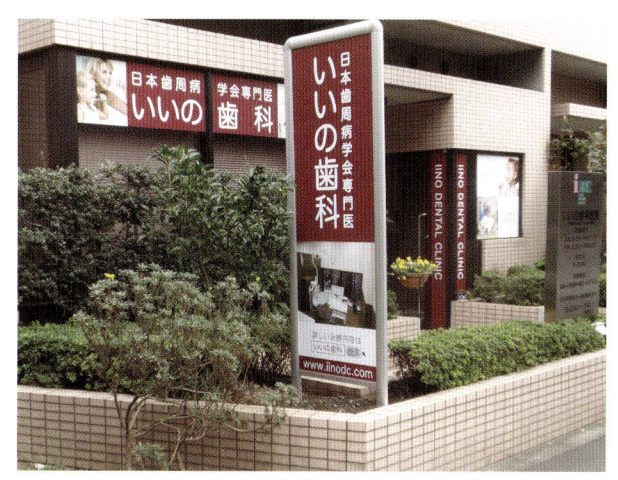

図 3-2　エントランス

表の場を設けております（図 3-1）．

　以上の様に歯科医院の経営にはポリシーを持った院長の考えをスタッフに浸透させることが大切です．そのスタッフは院長の分身となり，医院の考えを広く世間へ伝えます．「ひと」を教育することは重要なソフトのひとつなのです．

4 医院の紹介

　平成9年（1997年）12月に，筆者が生まれ育った町である東京都中野区の住宅地にて開業しました．約30坪の1階テナントです（図 3-2）．筆者は歯周病専門医ですが，専門医院を開業するつもりはありませんでした．一人の患者さんを何人もの専門医が診察するいわゆる欧米型医療には魅力を感じず，一人の歯科医師が責任をもって全科を担当する歯科医院に憧れていました．
　現在（平成22年5月）は歯科医師2名，歯科衛生士3名，受付・アシスタント3名の8名で対応しています．
　待合室から診療室に入ると，左からルームD，ルームC，ルームB，ルーム

Aとなります．D，Cがハイジーン（歯科衛生士），B，Aがドクターで，エックス線室はBとAの間に，受付と消毒エリアは全ルームの中間に位置させました．この設計により患者さんだけでなく，スタッフの動線もスムーズとなっています（図3-3①～⑨）．

5 滅菌・消毒・管理のしやすい医院とは

　日常の診療で使用する器具はどの程度の消毒を施しておけば良いのか，またそれらの器具はどの様に保管しておけば良いのかは，医院を設計する上で整理しておくことをお勧め致します．これらのことが決まっていれば器具の保管場所や必要な消毒機器やその設置場所，さらには消毒～洗浄～滅菌～保管という一連の流れが設計に活かせるからです．滅菌する器具なのか消毒までで良いのかは歯科衛生士などのスタッフに任せっきりな院長もいるかと思いますが，これらを決定するのは医院管理責任者である院長です．院長のしっかりとした考えがあればスタッフが退職したとしても，根本にある滅菌・消毒・管理の概念が変わらないため，従事するスタッフも楽なのです．

　筆者は器具の究極の滅菌・消毒は使い捨て（ディスポーザブル）だと考えて

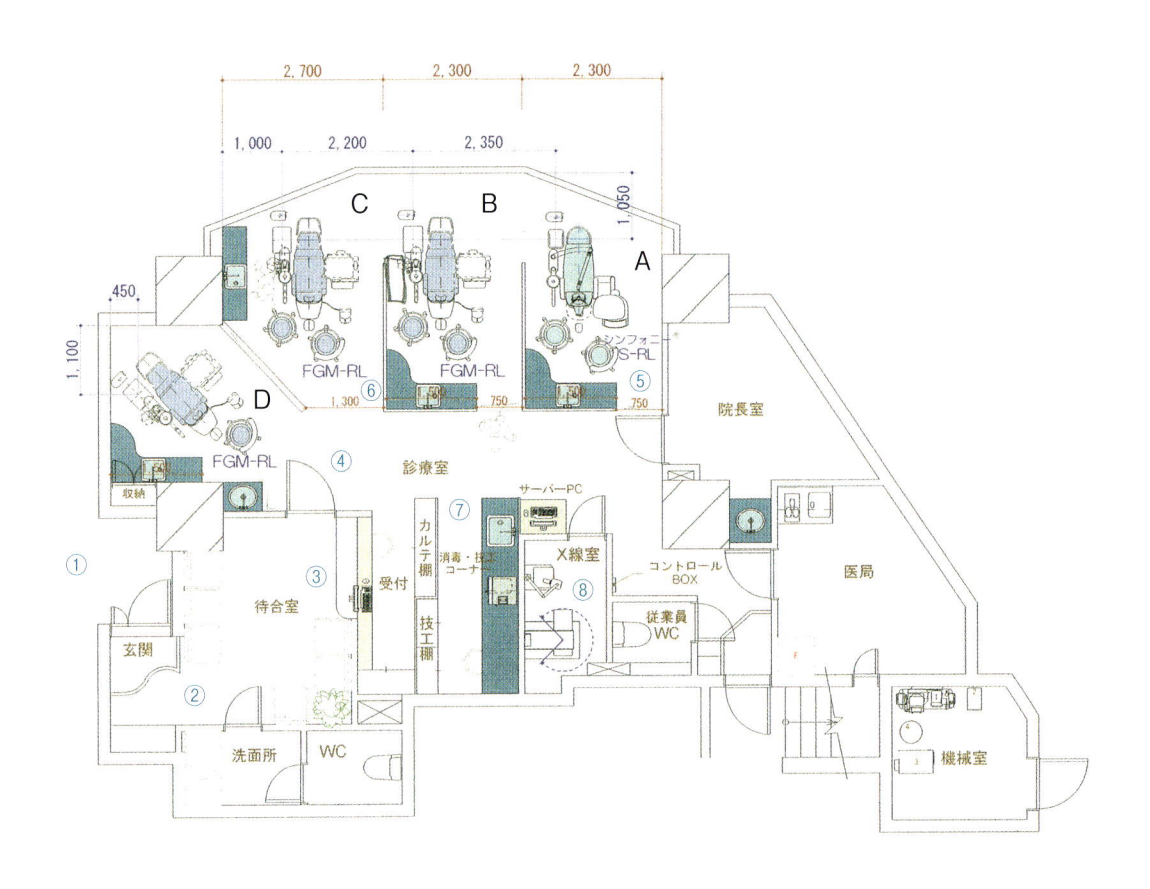

図3-3　院内図

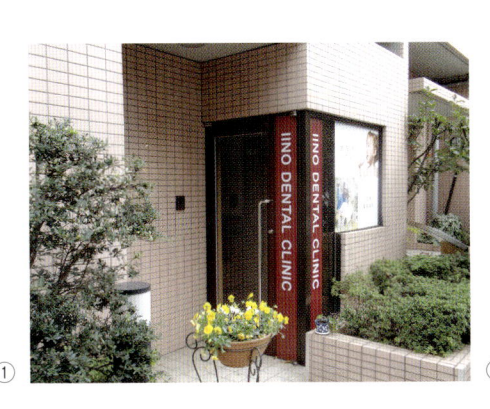

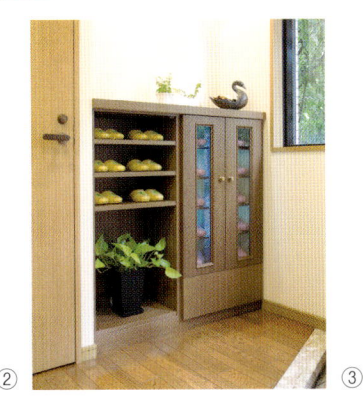

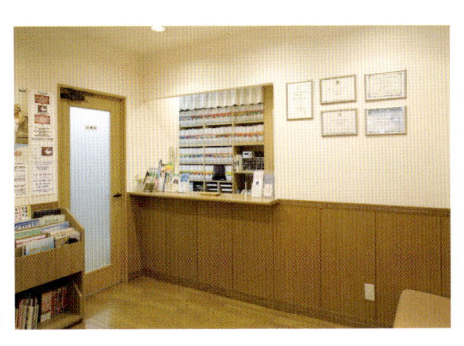

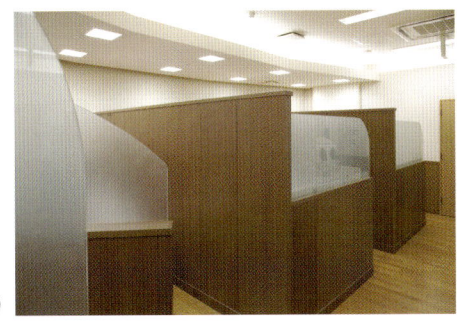

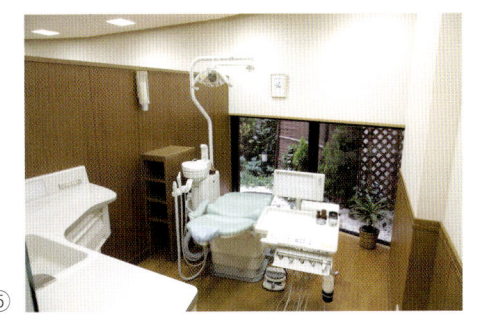

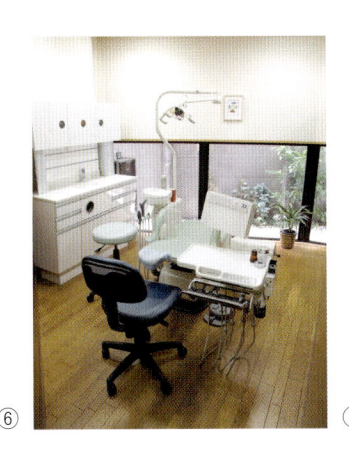

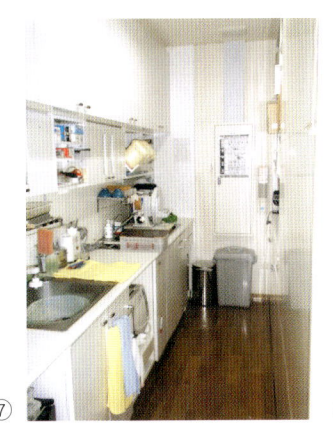

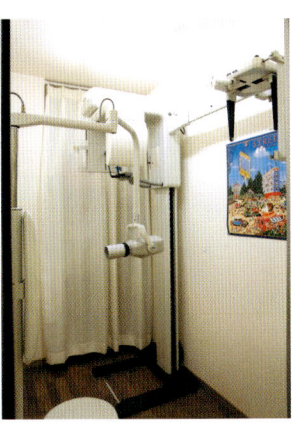

①玄関のドアは院内が見える様にガラスを主体とし，年配の方に好まれるえんじ色としました．
②スリッパの収納は殺菌灯付きとしました．また，スリッパは1カ月に一回の割合ですべて新しいものに交換しています．
③院内は暖かさのある木目調を主体としています．
④ユニットは4台装備しています．すべて半個室とし，患者さんのプライバシーへ配慮しました．天井は間接照明を取り入れ，奥行きの広さをつくっています．
⑤各診察室は常に洗浄可能なシンクを設置しました．足元はガラス張りの窓を貼り，中庭が覗けるつくりとしました．人は木々の青さにひかれるそうです．
⑥ハイジーンルームは歯周組織検査，プラークコントロール，SRP，メインテナンスケア，マウスピース調整，ホワイトニング，シーラント，エマージェンシーへの対応などを主に行います．
⑦消毒・技工コーナーは，すべてのユニットの中央に位置させました．
⑧エックス線室は治療が主なユニットのルームA・Bの中間に位置させました．

おります．しかしながらすべての機器を使い捨てにできるはずはありません（ユニットも究極の消毒はディスポーザブルなのでしょう）．ではどこに基準をおけば良いのでしょうか？筆者は医療器具の滅菌はB型肝炎ウィルス（HBV）に準ずれば良いと考えます．

　HBVに感染しているかどうかは，問診にて行いますがそれだけではウィルスの保菌者もしくはキャリアであるかの判断はつきにくいです．したがって医療機関においては，誰もがHBV保菌者であるとの前提で器具や機器を管理する必要があります．

6 器具の管理

　ユニバーサルプレコーションやスタンダードプレコーションという言葉をご存じでしょうか．これは，世界的に広く実践されている職務感染防止の方法です．血液・体液を介して感染する感染症（B型肝炎，C型肝炎，AIDSなど）の感染防止のための方針で，「どの患者さんも感染症の可能性があるということを前提として，すべての人の血液と特定の体液の取扱いに注意を払うこと」と定義づけられています．これはすべての患者さんの血液や唾液は感染源であるとの前提で，事故のない様に注意深く器具の取り扱いを行う必要があるという意味です．

　神奈川県の調査によると医療従事者が針刺・切創事故を起こす状況としては「翼状針・点滴針の抜針」（23.1％），「リキャップ」（20.7％），「トレイに入れる・後片付け」（19.9％）の三つが多く，これらで半数を超えるそうです．歯科においてはペンシルバニア大学の調査によると，針刺し・切創事故はバーによる

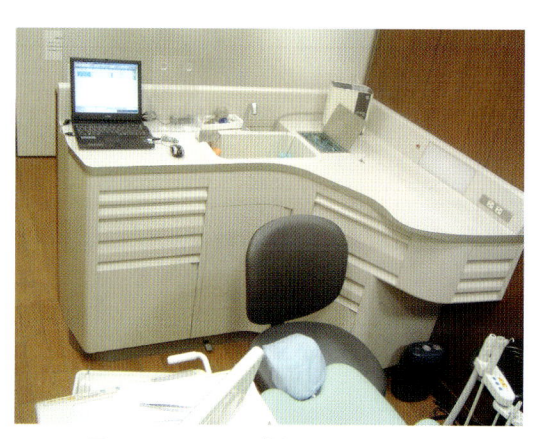

図3-4　ユニット背部のキャビネット

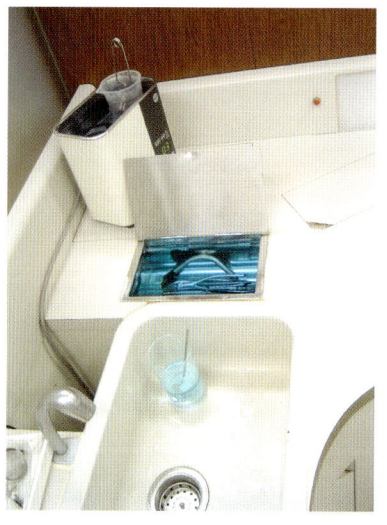

図3-5　キャビネット内に設置された消毒タブ
グルタールアルデヒド溶液が作られています．

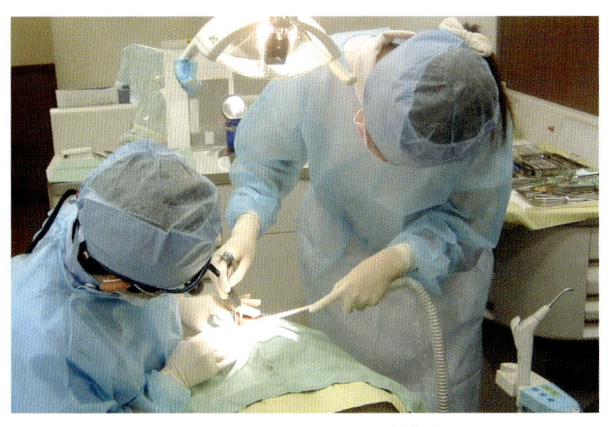

図3-6　インプラント手術中

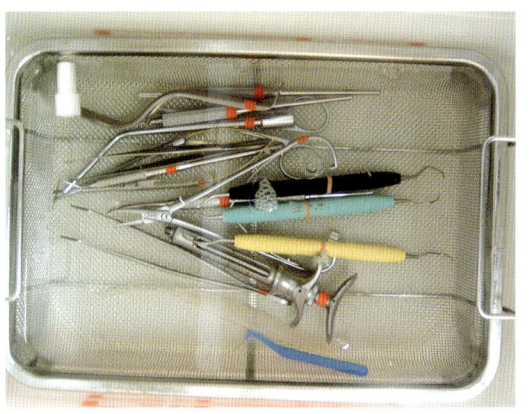

図3-7　外科処置によりひどく汚染された器具に付着した血液成分などを分解するイルガサンDP300溶液．この後，グルタールアルデヒド溶液に1時間浸した後，洗浄やシャープニングを行い，滅菌処置へ入ります．

　ものが一番多く（37%），次いで注射針によるものが（30%），そして鋭利な器具によるものが（21%）となっています．これらの事故は起こさないにこしたことはありませんが，ヒューマンエラーはあり得るという前提で考えた場合，より安全な怪我にしておく必要があるのではないでしょうか．
　当院では患者さんの口腔内に挿入された器具は，洗浄する前にグルタールアルデヒドで不活化させます．ご存じのことと思いますが，グルタールアルデヒドに浸ける行為は滅菌とはなりません．それはグルタラールアルデヒドが微量ですが人体に毒性があるため，水洗しなければならないからです．水洗することは水道水の雑菌が器具に付着するため「滅菌」ではなく「消毒」と位置づけられているのです．しかし人体に影響を及ぼす細菌やウィルスなどの微生物は不活化されており，万一洗浄時に針刺し事故などがあったとしても，AIDSや肝炎などの重篤な感染症に罹患するリスクはほとんどないといえます．その様な理由から，当院では患者さんのお口に挿入された器具はすべてグルタールアルデヒドに30分浸します．そのためユニットのすぐ後ろにタブがあります（図3-4, 5）．このタブに30分浸した後，超音波洗浄機で洗浄されます．その後，汚れのひどい器具はスタッフの手により洗剤にて洗われます．そして必要のある器具は滅菌パックに入れ，オートクレーブにて滅菌されます．感染から患者さんを守るのは当たり前ですが，スタッフも安心して働ける環境を提供したいのです．
　感染のリスクの高い外科器具は，オペの時に付着した血液を落とすため防錆剤が含有されたイルガサンDP300に浸します．そしてメスや縫合針が付いたままの状態でグルタラールアルデヒドに1時間浸します（図3-6, 7）．
　1時間浸した後，メスホルダーからメスを外したり，持針器から縫合針を外すなどの危険な廃棄行為をします（図3-8, 9）．万一ここで針刺し事故があっ

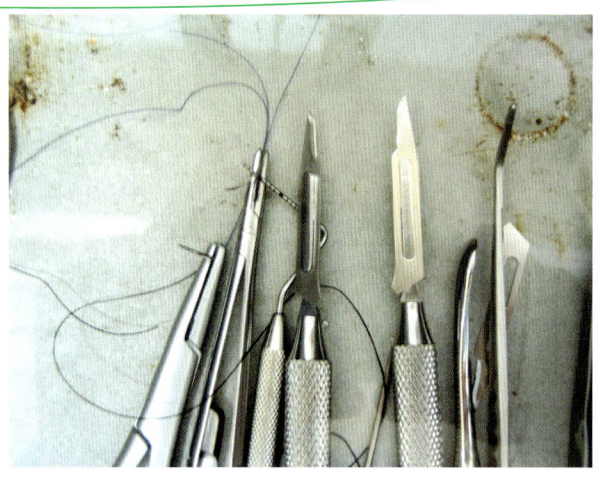

図3-8 スカルペルやカストロビュージョはそのまま消毒してから滅菌へ

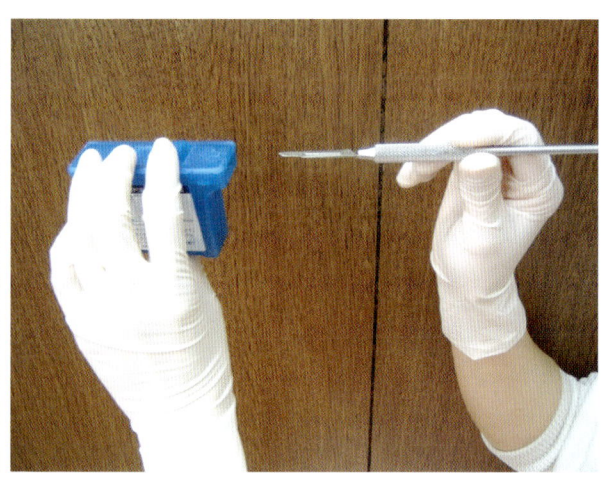

図3-9 スカルペルを安全に外す事ができるブレードリムーバー

たとしても重篤な感染症に罹患するリスクは低くなっています．そしてシャープニングが必要な器具をシャープニングし，滅菌処置へ流れます．

　歯科衛生士さんによってはSRP治療中にキュレットの切れ味が悪くなった時，追加のシャープニングを行う方もいらっしゃるかもしれませんが，当院では感染のリスクを大きくする行為と考えているため行いません．切れ味が悪くなった時にはシャープニングと滅菌が施されたキュレットを新たに使用します．

7 カウンセリングの必要性

　日常の歯科臨床で虫歯や歯周病の治療を行うとき，まずもって主訴の改善を行うことが必要です．主訴が改善された後，診療のなるべく早い時期になぜむし歯になったのか，また補綴や修復治療は失われた組織を便宜的に改善しているだけで，疾患を根本的に治したわけではないことを伝え，患者さんが自分で疾患の根本的な改善を希望するようにお話します．そして仕事や家庭などの問題で，今回は主訴のみの処置で終わらせてほしいという患者さん以外は，歯周組織検査や口腔内写真撮影，エックス線写真，スタディモデルなどの全顎的な検査を受けて頂きます．そしてその検査結果をもとに後日カウンセリングを行います．カウンセリングでは「なぜむし歯や歯周病に罹患したのか」や「むし歯菌に侵されたところや歯周病菌に侵されたところを取り除くだけでは疾患は必ず再発する」こと，「再発を防ぎ，自分の歯を長期間にわたり機能させるためには，何をしなければいけないのか」など時間をかけて説明します．この様な話は患者さん自からが治療に参加しようとする意欲を高めるのです．

　カウンセリングは患者さんとの信頼関係の構築にとても大切です．話は歯科医療に関する事柄だけではなく，患者さんのお仕事や家族構成などの背景や，

位相差顕微鏡とは，光線の位相差をコントラストに変換して観察できる光学顕微鏡のことです．標本を無染色・非侵襲的に観察することができるため，特に生物細胞を観察する場合や臨床検査に多く用いられます．無染色の細胞や微生物を観察する場合には対象がほぼ透明であるためコントラストがなく，そのままでは観察が不可能です．そのため観察法としては染色を用いますが，染色した細菌や細胞は損傷を受け，場合によっては死滅してしまいます．そのため無染色で観察できる方法が位相差顕微鏡なのです．

患者さんにプラークが細菌の塊であり，それが口腔内疾患の諸悪の根源であると説明しても中々理解されにくい．さらにプラークが歯と同じ色調であるためなおさらである．位相差顕微鏡で実際に患者さんのプラークをディスプレー上に再現すると驚嘆の声が聞こえます．「一目瞭然」「百聞は一見にしかず」とはまさにこのことでしょう．

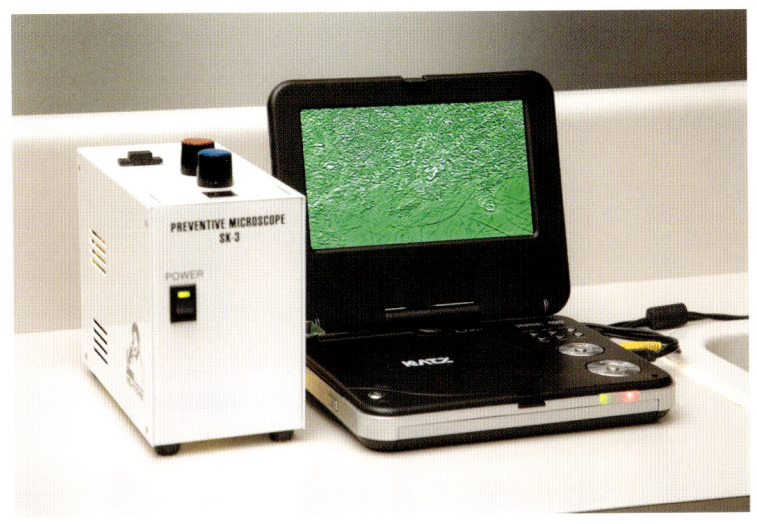

図3-10　位相差顕微鏡（いそうさけんびきょう）

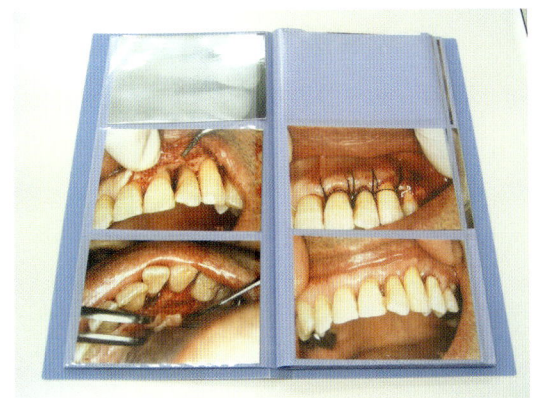

図3-11　症例写真集

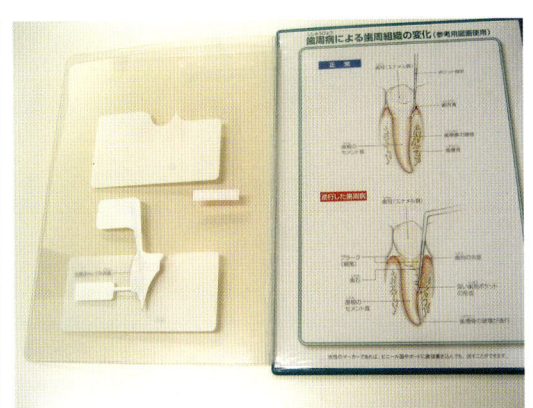

図3-12　歯周病の病態チャート

　社会情勢なども考慮して総合的に診る様に努めます．そして歯科医療が治療だけではなく，予防という概念と表裏一体であることをご理解頂き，お口の予防・管理を行う歯科衛生士を紹介します．担当歯科衛生士はむし歯や歯周病の疾患は細菌による感染疾患であることを位相差顕微鏡（図3-10）などのツール（図3-12～14）を用いて一生懸命説明します．

　講演会や勉強会の後，若い歯科医師や歯科衛生士さんから「カウンセリングが上手く行えない」とか「主訴の治療を求めている患者さんに，全顎的な検査を行えない」などのご質問をよく受けます．われわれは歯科医療のプロです．プロであれば患者さんのお口の中を診ればどの様な歯科医療を受けられて来たのか，またお口の健康に関してどの様な考えを持っているのか等は簡単に把握できるはずです．ですからあわてずまず主訴の改善を行い，その上で患者さんのお口に関する問題点をお話してあげるだけで検査やその上でのカウンセリングの受診を必ず希望します．また，その様な会話から医院の医療に対する姿勢や考え方が伝わり，おのずと信頼関係ができ上がります．患者さんは自分の健

第3章　49

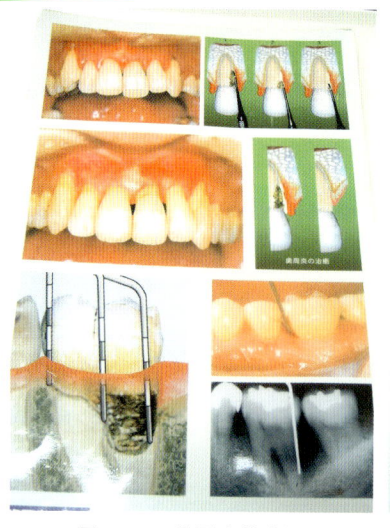

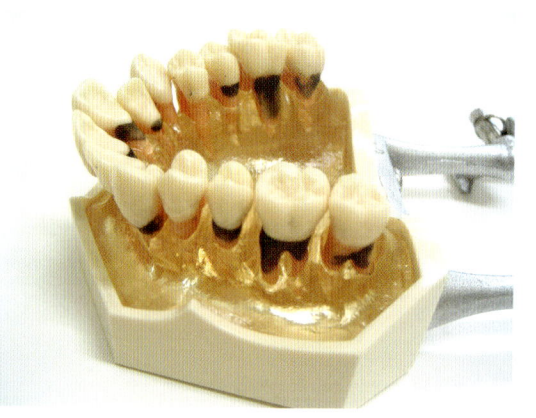

図3-13　歯周病模式図　　　　図3-14　歯周病エポキシ模型

康のため歯科医院に来院します．したがって歯科医師や歯科衛生士主導の歯科医院から，患者さん主体の歯科医院へシフトさせることが大切です．主訴だけを治療する補綴主体型の歯科医院は淘汰されるでしょう．

8 おわりに

　以上の様に歯科医院を設計するときの考え方としては，「場所」からはじまるのか，「ひと」からはじまるのか，「考え方」からはじまるのかを整理しておく必要があります．そしてどの方向からも客観的にみられる習慣を身につけておきたいものです．

（（医）社団創美会　いいの歯科医院　飯野文彦）

第4章 院内システムについて
（院長の特性を生かした歯科医院）

1. 杉山矯正歯科医院

1 杉山矯正歯科医院の特徴

　私が経営および診療している歯科医院は，歯科矯正専門の歯科医院であります．つまり，私の医院では一般の歯科医院のようにむし歯の治療や，歯を抜いたりする処置は一切行っておらず，歯並びを良くすることと，かみ合せを治すことを専門に行っております．

　ひと昔前は，矯正専門医といっても世の中での認知度はあまり高くはなく，開業した18年ほど前には，「むし歯をなおして欲しい」というとびこみの患者さんもたまにいらっしゃいました．しかしながら，最近は，インターネットなどの普及とともに，矯正専門の歯科医院という認知度は急速に世の中に広まるようになりました．では，矯正歯科での治療行為の特徴は，一般歯科と比べてどのような点が違うのでしょうか．患者さんへのサービスや対応を考えてゆくうえで大切なことですので，まず矯正歯科の特殊性について述べてみたいと思います（図4-1）．

1）治療期間が長い

　矯正治療は，基本的に長期にわたります．治療のゴールが，永久歯列の正常咬合ということからも，混合歯列期から治療をスタートしたら5年以上かかるケースもまれではありません．この長期間の間に，この治療が，なぜ必要であり，治療効果として患者さんにどのような利益があるのか，しっかりと継続して説明を繰り返し理解を得続ける必要があります．患者さんは説明した内容について長い治療期間中に忘れてしまう場合も1度ならずありますから，矯正医，スタッフともに各患者さんの矯正治療の目的，効果を理解していることが必ず必要です．

2）矯正装置の装着

　矯正装置が目立つので，仕事上の制約があり歯並びを治すのをあきらめている，矯正装置をつけたら，友人からからかわれたなど，矯正装置を付けるとい

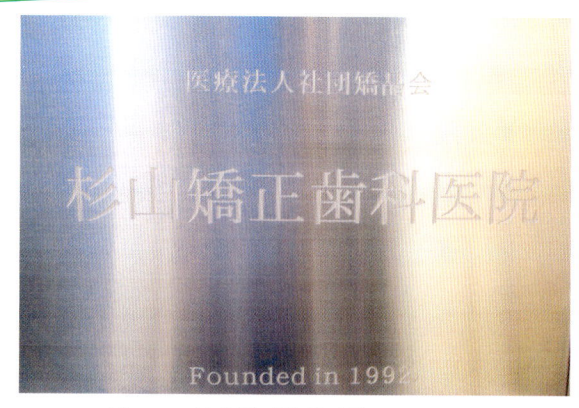

図 4-1　杉山矯正歯科医院のプレート

うことが矯正治療の障害になる場合があります（外見上の恥かしさや，痛み，発音障害等の問題が発生する場合がある）．最近では，歯の裏側から装置をつけて，外見上から見えないかたちの矯正装置も普及してきておりますが，一方で装着当初は発音がうまくできないなどの問題がおきる場合もあります．患者さんには，それぞれの方の職業や価値観など立場が多種多様にあり，われわれとしては，それらの要求に説明を尽くして可能なかぎり対応してゆく必要があります．

3）患者さんの協力度と，治療結果

矯正装置を装着した日から，患者さんはいままでしなくてもよかったことを毎日しなければならなくなります．毎月1回程度来院して頂くこと，歯磨きを毎食後今まで以上に時間をかけて行うこと，口腔内ゴムやヘッドギアなどの装着に協力してもらうことなどです．

矯正歯科医や歯科衛生士は患者さんと24時間一緒にいれるわけではありませんので，日常の矯正装置のメインテナンスおよび着脱式補助装置などの装着は，すべて患者さんご本人に説明してお願いすることになります．これらの協力がうまく得られない場合には，矯正治療期間が延びてしまったり，治療効果が当初の予想よりも低いものになってしまう残念な場合もあります．矯正治療を始める前に，患者さんには「医院スタッフにすべてお任せすればうまく行くのではなく，一緒に治してゆく」という意識をもってもらう必要があります．

4）痛みのない状態から，痛みのある状態に

矯正治療を受診されるかたの動機の1番目は見た目の改善であり，2番目以降にかみ合せの改善，歯磨きをし易くすることなどが続きます．つまり，治療により痛みをとることなどの緊急性は低い治療行為になります．そのため，矯正治療を受診する患者さんが，「今から矯正治療をして，良い歯並びとかみ合せを手に入れるんだ！」というしっかりとした動機がなく安易な気持ちで始めてしまいますと，矯正治療の大変さに挫折してしまう心配もでてきます．われわれ，矯正歯科医，スタッフともに矯正治療を始める前に，矯正のいい部分だ

けを話すのではなく，大変な点もあることをしっかりと説明して確認することが大切です．

5）治療の目的

主に美容的な改善，かみ合せの改善，口腔内の清掃性の改善にあります．

矯正治療を行う目的の代表的な項目は，1番に歯並びの改善や，口元のバランスをきれいにすること，つまり審美的改善にあります．ほとんどの患者さんはこの点を目的としていらっしゃいます．

しかしながら2番目には，かみ合せをよくすること，3番目は，歯並びを良くして，清掃性を改善して，むし歯や歯周病の予防をするということも非常に大切なのだということを理解して頂いてうえで矯正治療を受診していただく必要があります．

2 患者さんへの気遣い

1）患者さんの心を知る

一般歯科医院でも矯正歯科を受診される患者さんでも同様ですが，当然何か治したい悩みを心に持って来院されるわけです．来院された，動機，理由はそれぞれの患者さんにより十人十色であり，各患者さんの持つ主訴について詳しく話して頂き，その主訴に対して矯正治療によってどのような結果を提供できるのかできるだけ具体的にお話しして，患者さんに理解して頂いたうえで治療に入るのが（あたりまえのことですが），当院での鉄則です．一般的にインフォームドコンセントとして表現されておりますが，来院されるすべての患者さんに完全にできているかと考えますと，コミュニケーションが術者からの一方通行になりがちで難しい感じがします．この点を軽視し，患者さんの心を無視して，われわれだけの基準で歯並びをなおし，教科書的な結果から良好な状態になったとしても，患者さんの主訴が改善しなければ治療の半分は失敗に終わったことになると思います．

当院ではインフォームドコンセントを徹底するために，問診票（図4-2）や問診から主訴を詳しく確認する事は勿論ですが，石膏模型，口腔内写真，顔写真，エックス線等の詳細な説明とともに，治療前後の歯並びの変化について，治療後のセットアップモデルの作製（図4-3）や治療前後の顔貌の変化（図4-4）はコンピュータシュミレーションソフトを使用して，治療前後のイメージができるだけ具体的に患者さんに理解できるようにしています．結果的に患者さんのこころの悩みをとる治療をこころがけ，治療を終了した時に，この医院を選んで良かったと思っていただけることを目標にしています．

2）あいさつによるコミュニケーション

長期間の矯正治療を受けていただく患者さんとは，その期間中好ましい人間関係を保っていきたいものです．矯正治療中のストレスや個人的事情などにより，いつも明るい患者さんが，ある時はふさぎ込んでしまい心配になることは

問診票

□本人

ふりがな	生年月日	
氏名	昭和・平成　年（西暦　年）　月　日	
	年令　才　ヵ月	男・女
住所（〒　）		
自宅電話　－　－	携帯　－　－	
メールアドレス（パソコン・携帯）　@		
学校名／勤務先	緊急連絡先　－　－	

□保護者　（住所・電話番号は上記と異なるときのみご記入ください。）

氏名	電話　－　－
住所（〒　）	
勤務先	緊急連絡先

1、矯正治療を受ける動機となったことがらをお書きください（一番気になっている事）
※その他、何かありましたらお書き下さい

（　　　　）

2、当院をお知りになったきっかけは何ですか？
・歯科医の紹介（　）・ホームページ（　）
・知人の紹介（　）・その他＜新聞、雑誌等（　）

3、現在の身長＿＿cm　・体重＿＿kg

4、健康状態は（非常によい　よい　普通　疲れやすい　その他＿＿）

5、現在かかっている病気は　ない・ある　病名＿＿

6、体質的特異性について
・金属アレルギーがある　いいえ・はい　金属名＿＿
・薬等でかぶれや湿疹ができたことがある　いいえ・はい　薬名＿＿
・血がとまりにくいことがある　いいえ・はい　どんな時＿＿
・食物等でじんましんができたことがある　いいえ・はい　食品名＿＿

7、歯並びについて
・今の歯並びに気づいたのはいつ頃からですか？＿＿才頃
・自分で歯並びの悪いことを気にしていますか？　していない・している
・矯正治療に気が進んでいますか？　いる・少し・不安・いない

8、鼻、のどについて
・鼻がつまることがある　いいえ・はい　どんな時＿＿
・扁桃腺がはれるなどの症状はありますか　いいえ・はい　症状＿＿
・その他、鼻、のどの病気がありますか　いいえ・はい　病名＿＿

9、来院可能な曜日に『○』をして下さい　平日・平日6時以降・土曜日

杉山矯正歯科医院

図 4-2　問診票

長い矯正期間中によくあることです．そのような時，われわれの医院スタッフ全員の患者さんへの接し方や態度が，患者さんのこころを和ませ人間関係を良くする潤滑油的な役割をします．

ポイントはいくつかありますが，まずはあいさつから始まります．患者さんが来院される際，お帰りになる際，あいさつをするのはあたりまえのことですがきちんとした，相手のこころに伝わるあいさつとなるとなかなか難しいものです．あいさつのテクニック的な面を教える本（図 4-5）や教材などを世にたくさんでており，当院でもスタッフを接遇の研修に出席させたりしまししていますが，私が当院スタッフに常々気をつけさせるポイントについて述べますと

①相手の目を見てあいさつした後，一礼する

②最初に必ず相手の名前をそえて，「～さん，おはようございます」とあいさつする

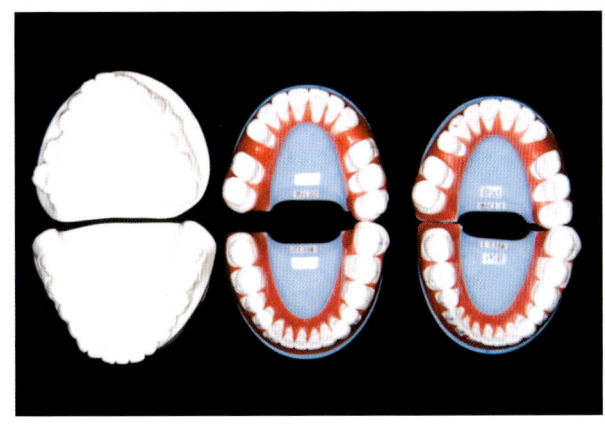

図4-3　セットアップモデル

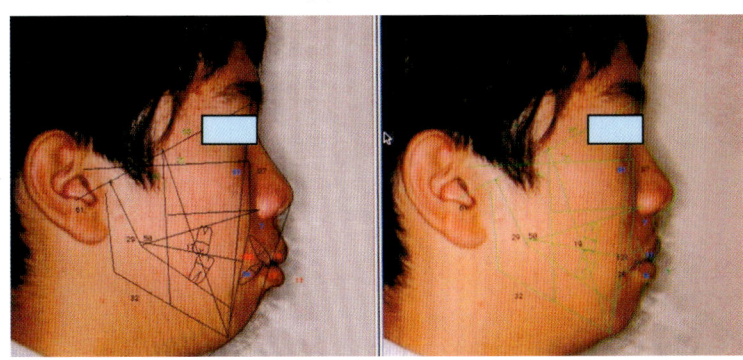

図4-4　顔貌の変化のシミュレーション

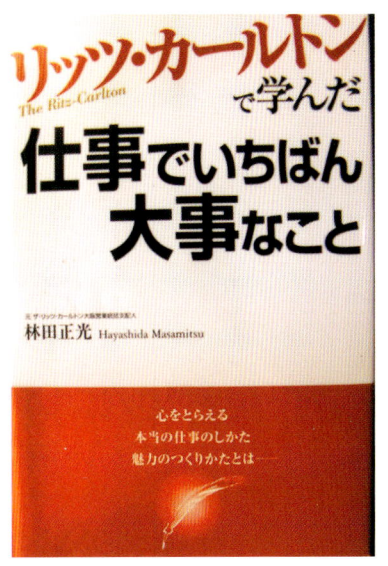

図4-5　コミュニケーションのマニュアル本

　③はっきりした明るい声でかつ必ず笑顔であいさつする

などがおおまかなところです．いかがでしょうか？　私もたくさんの歯科医院を訪れておりますが，すべてのスタッフが患者さんや訪問される方に対してきちんと挨拶できているところは少ないように思います．実践的には，スタッフのこのようにしなさいと口頭で伝えるだけではダメで，トレーニングが必要です．また，繰り返し自分の医院の患者さんに対する接遇方針についてミーティングの場で伝えて継続することも大切な事です．

3　歯科医院とスタッフとの連携

　われわれは，矯正歯科診療をチームで行っています．私1人の力では，非常に限られた少数の患者さんを限定したサービスでしか診ることはできませんが，医院スタッフのみんなの力を合わせれば，とても大きな仕事をグレードの高いレベルで，かつ患者さんにとって快適に行うことが可能になります．院長としては，チームを統括する立場としてどのようなことを考えるべきでしょうか．私はチームみんなの力を最大限出すのに必要な事は，院長が自身の診療室の経営方針や，治療方針，患者さんへの接し方，など，診療室の骨格となるフィロソフィーを明確に持ち，それを各スタッフにしっかりと説明して，理解させ賛同を得たうえで，強いリーダーシップをもって引っ張ってゆくことが非常に

第4章　55

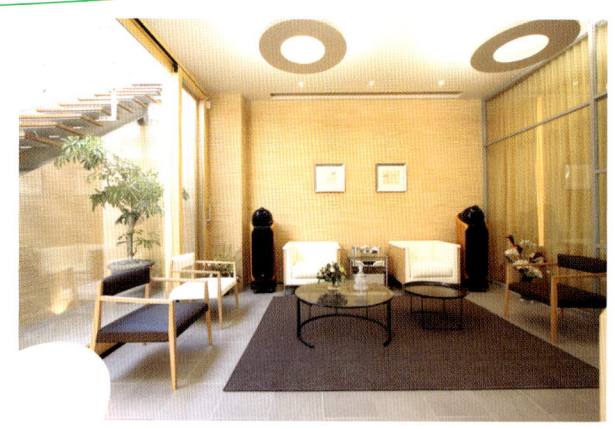

図4-6　待合室

大切であると考えています．

　スタッフ全員が診療室の指針に賛同して，みんなが同じ方向を向いて仕事を行うことにより，仕事の効率性は格段に向上しますし，医院自体の雰囲気は勢いのある活発な感じに変わってきます．来院される患者さんにも雰囲気は伝わりますので，いろいろな面で好循環が生まれてくると思います．具体的実践法としては，とにかくミーティングをしっかり行うことにつきると思います．ミーティングを通じて，あいさつがしっかりできているか，患者さんのこころを感じとる習慣ができているか，患者さんのなかに不満を持っていらっしゃる方がいないか，当院での矯正治療の方針と治療方法などについて理解しているか，などを話し合って確認作業を行い，問題点，改善点を協議したうえでスタッフ全員の意識状態を同じ状態にリセットして仕事にあたることをこころがけています．

4 医院の設計について

　当院は，平成4年に渋谷区神宮前に開業いたしました．その後平成19年の11月に旧診療室のビルの建て替えに伴い，現在の新しい診療室に移転いたしました．新しい医院では，旧院での良かったところと使いづらかったところの経験をふまえて，旧院の欠点を改善すべく，医院スタッフにとって使い易く，動き易く，患者さんにとっては，リラックスできて居心地のよい新診療室を造ろうというコンセプトで，設計者とスタッフ全員で何度も打ち合わせを行いました．医院の全体的雰囲気や，イメージなどは，私の希望により通常の歯科医院のイメージではなく，自宅のリビングルームにいるような，患者さんがリラックスできる色調も落ち着いたものにして欲しいとお願いしました（図4-6）．この部分に関しては，設計者に使用材料や色調の組み合わせなど，お任せの部分が多く楽しいものでした．

　しかし，仕事を能率的に行うためのレイアウトや，スタッフ，患者さんの移

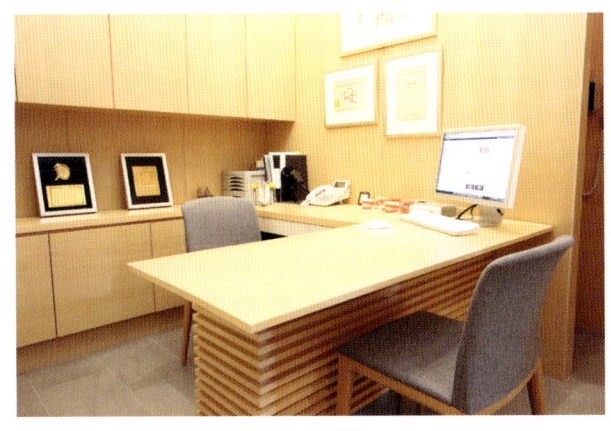

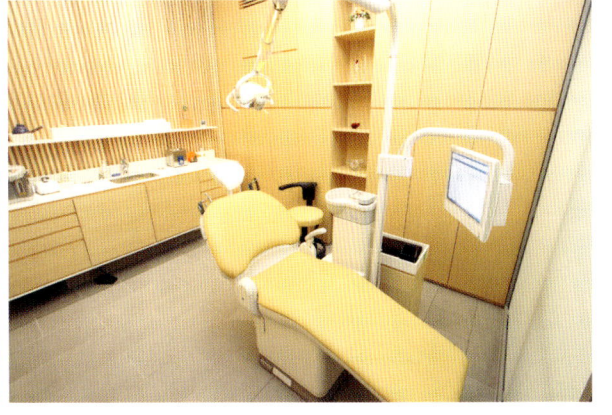

図4-7　治療説明ルーム

図4-8　治療室

　動動線の頻度，われわれが使う矯正器機に適合する什器，備品の設計に関しましては，設計者にはわからない点が数多くあります．ですから実際にそこで働くわれわれは，設計者に杉山矯正歯科医院サイドからの要望を正確に伝える必要がありました．基本図面ができた後，設計変更の要望を出して，再図面を書いてもらうというすり合わせ作業を繰り返し繰り返し行いました．この時は診療室の移転でしたので，日中は診療を行い，診療後には図面打ち合わせと皆疲労困憊しました．建築設計の怖いところは1カ所使いづらい部分ができてしまうと（一般には設計ミスなどと称されていますが），その後その施設を使っていく限り，全員が不便を被ることにあります．不便を感ずることは大変なストレスと，仕事効率の低下をきたしてしまいます．設計者の方には，大変なご苦労をおかけしましたが，杉山矯正歯科は，ここだけの特有の診療スタイルを持った他にない診療室なのですから，それにマッチした特別な設計をして頂く必要があり，今回はとても満足できる診療室となりました．住宅も，家族構成が変われば家の適正レイアウトが変わる様に，今後皆様が，診療室の設計を考える機会を持たれる際は，繰り返し自身の診療イメージに適合するものを設計者に伝えて後悔のないものにすることが大切と思います（図4-7，8）．

5 理想の歯科診療とは

　最後になりますが，理想の診療室とはどんな診療室でしょうか．この命題は，未熟な私にははっきりした答えをだすことができません．現在の患者さんはインターネットから沢山の医療情報を得ることができ，各患者さんの価値観も多種多様になっていますので，何がベストな診療室で理想的かという答えを出しづらい状況になっていると思います．歯科医院数の増加から，経営上治療費の価格競争も激しくなり，最近では電化製品の最安値を掲示するネットと同様に歯科治療費の価格を競うサイトがあり，かつ患者さんがご自身の希望治療費を提示してそれを，歯科医師が競り落とすということまで行われることもあるよ

うです．

　これらの世の中の流れをすべて悪いとは思いませんが，経営不安の中で治療内容や結果の質の低下がもたらされている不安を感じます．これまで，述べてきましたように，患者さんに良い治療サービスを供給するには，スタッフを雇用し，教育して，診療室の設備も揃えなくてはなりませんからそれなりの資金は必要です．治療費用をぎりぎりまで安価にして1番大切な治療内容，結果が犠牲になってしまうのではと，歯科医業の将来に不安を感じてしまいます．患者さんの求めるものが多種多様な現代のなかで理想の診療室とは何か，本当に難しい問いですが，診療室を経営してゆくうえで私自身の中に持っている矯正歯科医院としてのあるべき姿があります．それは，患者さんの不安なこころ，主訴をきちんと理解したうえで，病状に対して歯科医師としてどのような治療が可能であり，そのリスク，効果を説明できる歯科医院であること．また，診査診断，治療経過，治療結果に対して，患者さんから見ても，自分が見ても，同業の歯科医師が見ても標準的治療水準以上にあり，3者から満足できる内容の治療をしている歯科医院であること，であります．そして，そうあるために，スタッフがチーム一丸となり努力できる矯正歯科医院でありたいと常に思っております．以上，私自身の私見でありますが，読者の皆様に少しでも参考になる部分がありましたら幸いです．

（(医) 社団矯晶会　杉山矯正歯科医院　杉山晶二）

2. 石谷歯科医院（歯周病）

1 はじめに

　今や成人の約8割が罹患しているともいわれ，新たな国民病の位置を築きつつある歯周病ですが，歯科医院が乱立している現在でも，各診療所において歯周病治療が的確に行われているとはいい難いというのが実情でしょう．歯周病治療というのは，かくも難しいものなのでしょうか．

　「歯周病治療をしっかり行いたい」という想いから，現在地に開業してすでに10年が経過しました．その経験則から，歯周病治療を的確に行うには医院そのもののシステムを確立することが非常に重要だといえます．ここでは僭越ながら当医院でのシステムをご紹介したいと思います（図4-9）．

2 歯周病治療を中心とした患者さんへの対応と診療システム[1]

　まず歯周病とはどのような疾患であるのか，われわれ医療従事者がしっかりと理解する必要があります．歯周病は罹患する人の生活習慣に大きくかかわった疾患であると同時に，歯周病原細菌に感染して発症する感染性の疾患という特徴を併せ持っています．そのため，その治療に際しては歯科医師，歯科衛生士，そして患者さんの3者の努力が必要な，いわば「3人4脚」の治療なのです．以下は，当医院における診療の大まかな流れです．

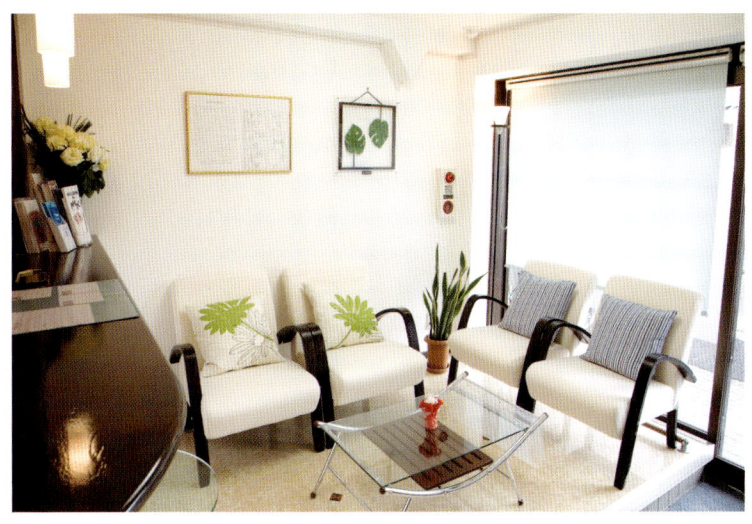

図4-9　当医院の待合室
スペース的には広くはありませんが，予約制のため問題はありません．窓の面積を広くとり，壁も白の漆喰を用い，明るくいやな臭いが出ないよう配慮しました．

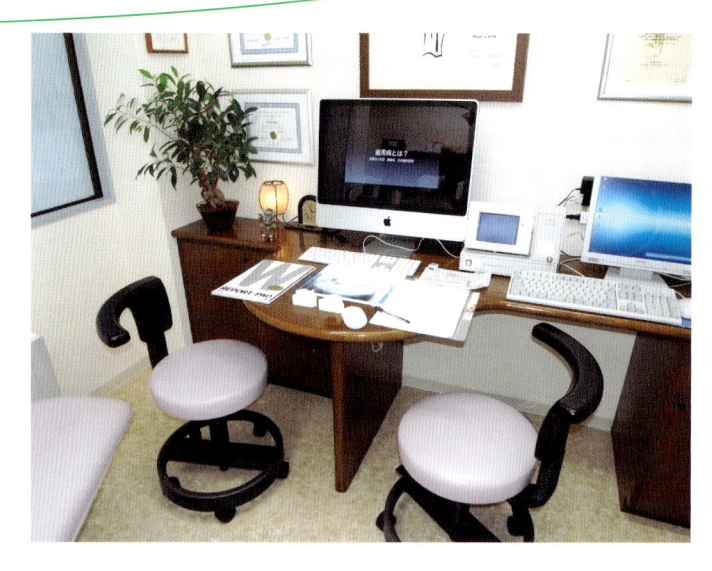

図4-10 カウンセリングコーナー
メインのユニットにしつらえたカウンセリングコーナー．エックス線用のシャーカステンはテーブルに埋め込んで作ってもらいました．

1）主訴の解決

歯科医院には実に多くの患者さんが来院されますが，歯周病とは別の主訴を訴えての来院もあり，診察した結果歯周病の進行も認められたという例も決して少なくないのです．そのような患者さんにはまず主訴の解決を図り，その後こちらのいうことに耳を傾けていただくという姿勢が重要と考えております．主訴の解決は可及的に早く（出来れば初診日当日に）行った方がよいでしょう．

2）データ収集および診査・診断

主訴が解決した場合（あるいは歯周病を主訴とした方の場合初診時に），このあとに行うカウンセリングに向けて患者さんの同意を得た上で必要なデータを収集します．この時収集するデータは，

①プロービングデプスと出血点の記録
②エックス線10枚法もしくは14枚法（オルソパントモでも可）
③口腔内写真（正面・上下咬合面観・左右側方面観の最低5枚以上）
④スタディモデル
⑤咬合診査（咬頭嵌合位と中心位のズレの有無，前方・側方運動時のガイド，早期接触やバランシングコンタクト（側方運動時の平衡側の干渉）の有無など）

などです．データ収集には応じたものの，この時点でその重要さを理解されていない患者さんも多いので，プロービング時やスライド撮影時に患者さんに苦痛を与えることのないよう配慮しましょう．

3）カウンセリング[2]

収集したデータを元に治療方針を立案し，約1時間かけてカウンセリングを行います．説明する内容としては歯周病の一般的な事項，治療方針と大まかな

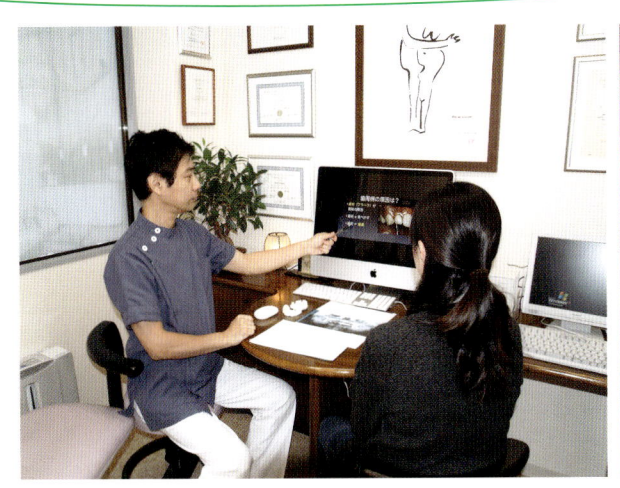

図 4-11　カウンセリング中
収集したデータを元に説明します．大画面のPC，位相差顕微鏡などの視覚的要素の強いものが分かりやすいでしょう．

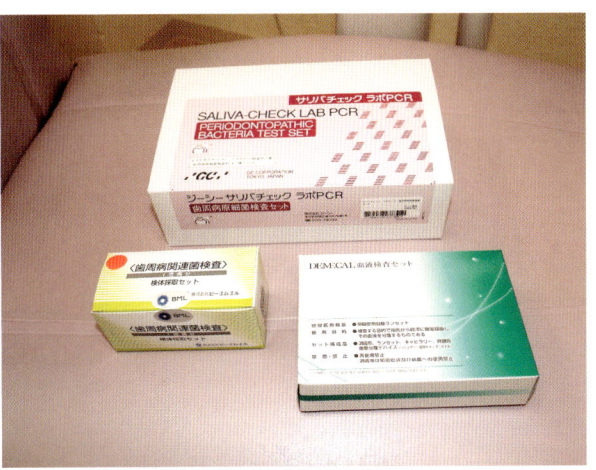

図 4-12　歯周病原細菌検査キット
各社で発売している歯周病原細菌の検査キット．的確な診断を下すのに重要なツールです．

治療期間，費用のことなどです（図4-10）．

　その際，言葉だけでは言いたいことが伝わりにくいので，パソコンを用いて当医院で作成したプレゼンソフトによる歯周病についてのプレゼンテーションを見てもらい，それらの内容の重要点を無地のレポート用紙に再度綴っていくという形式をとっています．また，位相差顕微鏡や歯周病を説明するイラスト集などの視覚的要素の強いものも，歯周病に対する理解を深める上で必要なツールであるといえます．歯科医院でカウンセリングを受けるのが初めてという患者さんも多く，非常に熱心に聞いてくれる方も多いのです（図4-11）．

　これら一般的な説明のあとに個別の口腔内写真，エックス線写真，プロービング表を見てもらい，現状，そして今後の治療内容について理解してもらいます．話し方としては，ことさらに恐怖心をあおるような言い方は避けるべきです．非常に重篤な歯周疾患の方などは落ち込まれることなどもありますが，事実は事実として淡々と伝え，その後「必ずよくなる」というポジティブな姿勢を伝えるようにしましょう．中には複数の歯科医院を転院しながらも症状が改善しなかった患者さんもいらっしゃいますが，決して前医やそのスタッフを批判するような言動は，時に患者さんの人格そのものを否定する危険性を秘めているので，厳に慎むべきです．

4）予防プログラム（歯周基本治療）

　カウンセリングで同意が得られたら，予防プログラムへと進みます．まず，必要に応じて歯周病原細菌検査[3]を行います．この細菌検査は診断・治療方針立案の一助となるとともに，歯周病治療の大きな動機づけになると考えています．中等度から重度の歯周病患者に対して細菌検査を勧めています．A.a菌（*Actinobacillus actinomycetemcomitans*）や P.g菌（*Porphyromonas gingivalis*）などの細菌が多量に検出される場合には，抗菌剤の投与を行うこともあり

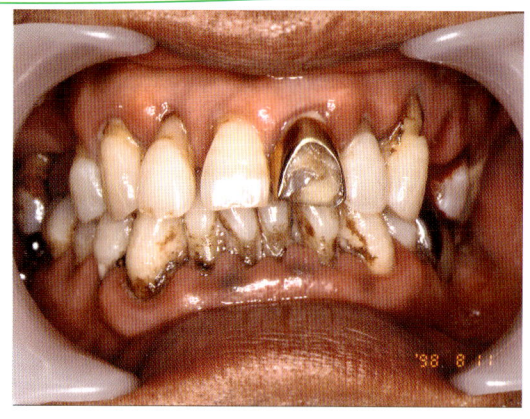

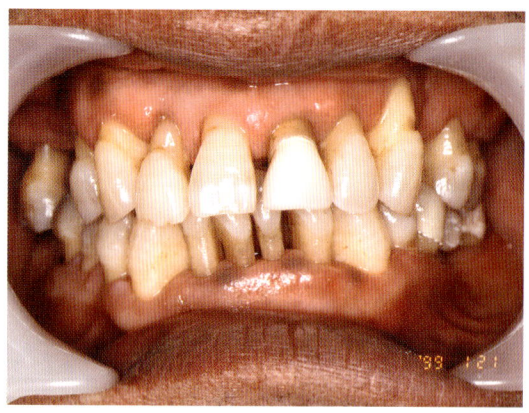

図 4-13　歯周基本治療術前（左）術後（右）
当医院開業当時（10 年前）の治療例．担当の歯科衛生士もまだ卒業したばかりの頃でしたが，丁寧に基本治療を行うことで歯周組織はここまで回復します．

ます．ただ，これらの歯周病原菌が検出された場合でも，的確な基本治療を行うことで再評価時には検出されなくなることがほとんどで，その結果をお見せすることが患者さんの動機づけに繋がるのです（図 4-12）．

　このステージで最も重要な治療行為は，口腔衛生指導とスケーリング・ルートプレーニング（以下 SRP）で，これらを主に行うのは歯科衛生士でしょう．当医院では，このステージは基本的に歯科衛生士にまかせています．予約時間は 1 時間，回数は 5〜8 回といったところが標準的な治療です．ここで筆者が歯科衛生士にお願いしているのは，分岐部のある臼歯部は仕方ないとしても器具の到達性の高い前歯部においては再評価後に歯周外科の必要性がなくなる程度にしっかりと SRP を行うこと，またその際なるべく無痛にて処置すること，治療期間を可及的に短くの 3 点です．痛みを訴えやすい患者さんの場合，麻酔下で行うこともありますが，歯科衛生士が熟達した技術を身につければ，ほとんどの場合麻酔は必要ありません（図 4-13）．

　初診時やカウンセリング時には緊張の色を隠せなかった患者さんも，ここにいたってリラックスしながら歯科衛生士と色々会話することも多く，このような患者さんへの気遣いも歯周治療を進める上では重要な要素の一つです．比較的年齢が若く重度歯周病の患者さんほど，ご自分の口腔内を必要以上に気にされる方も多く，このような患者さんは初診時やカウンセリング時には一様に表情が暗いのですが，基本治療の回数を重ねるうちに回復を実感され，それとともに表情が明るくなるときこそ，歯科医師，歯科衛生士とも歯周病治療を行ってよかったと思える瞬間なのではないでしょうか．

　また，このステージで口腔衛生指導や SRP とともに重要なのが咬合調整です．外傷性咬合に伴い動揺をきたした歯は，安静をはかることが肝要だからです．咬合調整の必要性についてはカウンセリング時に説明をし，その後実際行う前にも再度説明をします．自分の歯が削合されることに敏感な患者さんも多

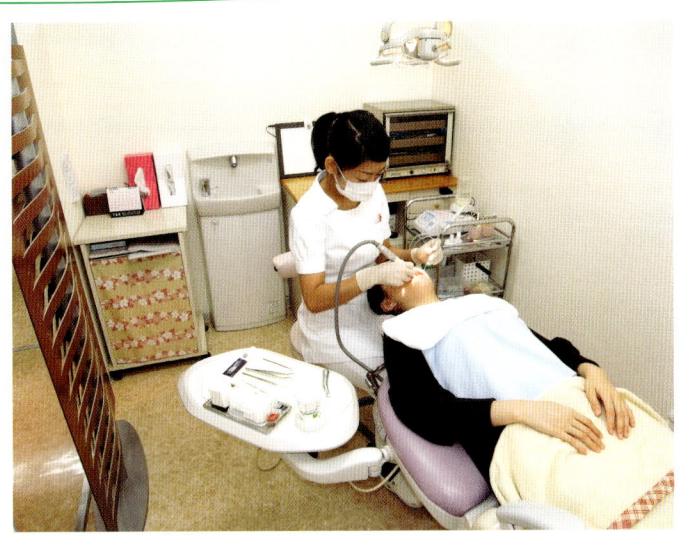

図4-14　予防専用コーナーでのPMTC
歯科衛生士専用のユニットを設置し，そこでブラッシング指導，SRP，PMTCを行っています．

いですし，動揺歯を削合する場合その削除量も多くなりがちだからです．これにより冷水痛などが惹起される場合，抜髄する可能性についても伝えておきます．

以上のような歯周基本治療を的確に，かつ確実に行うことで，7割程度の歯周病を治癒に導くことが可能であると考えています．

5）再評価

歯周基本治療が終了したら，再評価を行います．正しく基本治療が行われたなら，歯周ポケット・出血点ともに減少し，歯周病原細菌も検出されないかそれに近い状態になります．この時のデータを元に再度カウンセリングを行い，残存した歯周ポケットについては患者さんと相談した上で確定的外科処置を行うか，メインテナンスに移行します．

歯列矯正や補綴治療が必要な場合，ここで費用を含めたいくつかの治療方針を立案し，これも患者さんと相談した上で決定していきます．

6）修復プログラム

修復プログラムは，補綴が必要な患者さんにのみ行っていきますが，必要最小限の治療で最大限の効果が得られるよう心がけています．歯周ポケットが減少しても残存した骨量が不足し2次性咬合性外傷が予想される場合，プロビジョナルレストレーションで評価しながらスプリントの範囲を決定していきます．

咬合崩壊の症例などでは，アンテリアガイダンス（前歯部における下顎位の誘導）とバーティカルストップ（臼歯部おける咬合高径の維持）の確保を最優先事項とし，前方・側方運動時に適切な臼歯部離開が得られるよう咬合付与を行います．長期にわたる歯周組織の安定は，咬合の安定なくしては得られないと考えています．

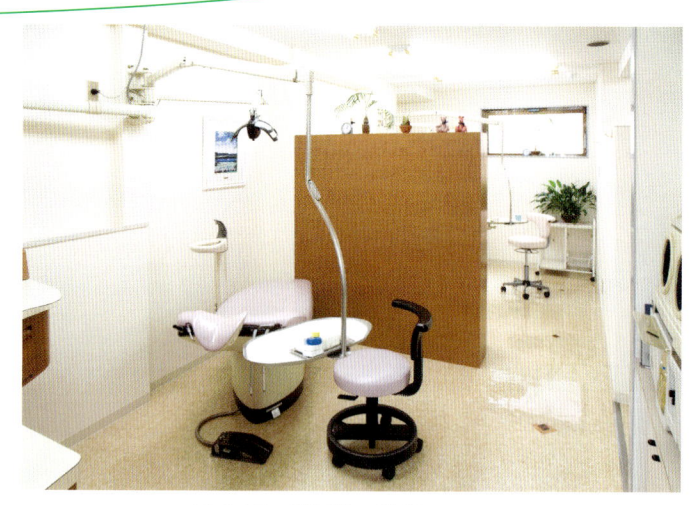

図 4-15　当医院の診療スペース
ユニットは合計 4 台あり，すべてキャビネットで仕切っているため，治療中に患者さん同士が顔を合わせることなくプライバシーに配慮しています．

7）メインテナンス

　ほぼすべての患者さんが，最終的にはメインテナンスに移行できるよう誘導します．確定的外科処置を行ってもなお歯周ポケットが残存してしまうこともありますが，そのような症例がすべて失敗に帰結するわけではなく，むしろメインテナンスを通して治癒状態に導けることも十分可能であるといえます．逆にここまで順調に経過した症例でも，メインテナンスを怠ると以前の状態に戻ってしまうこともあり，その意味でメインテナンスは歯周病治療の中で予防プログラムと同程度以上の大きな要素を包含しているといえます（図 4-14）．

　具体的にはほぼ 3 カ月に 1 度（患者さんの状態により頻度は異なる）のPMTC（プロフェッショナル・メカニカル・トゥース・クリーニング）を通してプラークコントロールの状態，歯石の再沈着，歯周ポケットの再発，付与した咬合の変化の有無などを診ていきます．考え得る理想的な咬合が付与できなかった場合，または強いブラキシズム（歯ぎしり）やクレンチング（くいしばり）の習癖のある患者さんなどにはナイトガードを使用していただくこともあります．

3　医院の設計について

　次に医院の設計ですが，私自身の考えでは，ユニット数は何台でもかまいませんが，予防専用のユニットを 1 台以上確保したいところです（図 4-15）．基本治療やメインテナンスを通常の治療と平行してできますし，歯科衛生士の責任感を養うというメリットもあります．エックス線は 10 枚法や 14 枚法の場合，平行法での撮影となります．エックス線室での座位による平行法の複数枚の撮影は困難かと思われますので，可能ならユニットにデンタルエックス線装置が

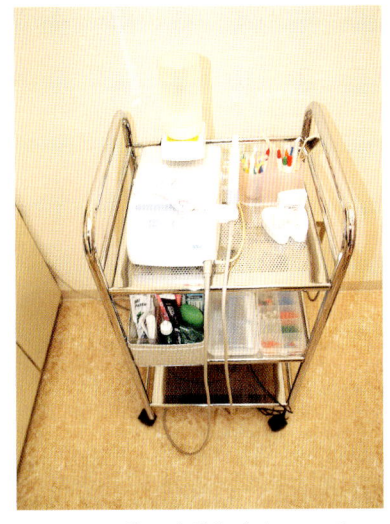

図4-16-① 歯科衛生士のワゴン
基本治療やPMTCに必要な材料や器具が効果的に配置されています．他に手用スケーラーやプローブはユニットのキャビネット内にあり，いつでも手が届くようになっています．

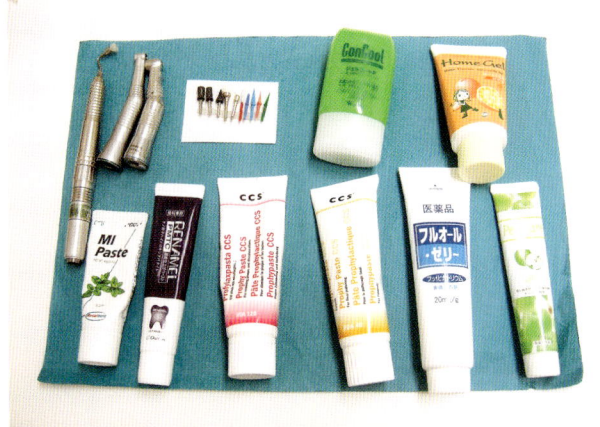

図4-16-② PMTC用の器具と薬剤
各種薬剤や器具は患者さんに応じて使い分けます．歯周病が治癒したあとの根面カリエスなどは注意すべき事項の一つですので，PMTC後は必ずフッ化物を塗布しています．

あると便利です．水平診療と同姿勢でのエックス線撮影は，患者さんもリラックスして撮影に臨めます（図4-16）．

また，収集したデータを患者さんに説明するためのカウンセリングルームもあった方がよいでしょう．チェアサイドで説明するという先生が多いですが，その場合どうしても医師と患者が同じ目線で話すことはできません．できれば専用のコーナーを設け(医局でもかまいません)，そこで患者さんと向かい合い，膝をつき合わせて話すことが重要です．そうすることによって，初めて得られる情報も少なくないからです．その際，口腔内写真を見せるためのPCはできるだけ大画面のモニターにするか，あるいは別にプロジェクターを用意してスクリーンに投影するなどして拡大して見てもらいましょう．

4 歯科医院とスタッフの連携

前述したように歯周病治療は歯科医師だけでなく，歯科衛生士も重要な役割を担っています．そのため，歯科医師とスタッフの連携および教育は欠かせません．スタッフ教育は具体的には，

　①歯周疾患の正しい理解
　②口腔衛生指導の適切な進め方
　③SRPのスキルアップ
　④メインテナンスの取り組み方

などが考えられます．

また，ひとくちに歯周病といっても様々なタイプがあり，患者さんを取り巻

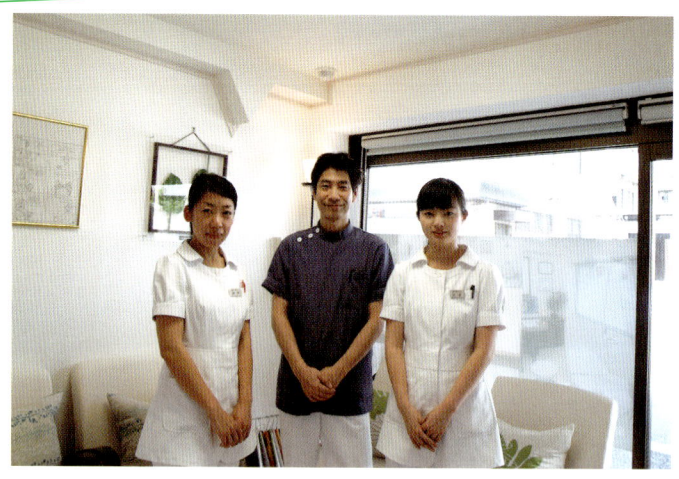

図4-17 石谷歯科医院のスタッフと共に

く環境も千差万別で，それらにより最終的な治療のゴールも個々の症例で異なるのも当然です．歯周病治療のプロデューサーは歯科医師ですが，その治療のゴールは担当歯科衛生士，そして当の患者さんも同じ認識を共有しておく必要があります．

5 これからの歯科医院とは

　以上のような診療システムが確立されれば，歯周病治療はそれほど困難なものではありません．こうして振り返ると，歯周病治療は一つひとつのスキルが重要なのはいうまでもありませんが，それよりもむしろ医院全体のシステムが確立していることがより重要なのが分かっていただけると思います．本書のタイトル通り，歯科医院でのチーム医療が歯周病治療を可能にしているのです（図4-17）．

　現在の歯科界を取り巻く環境はなお厳しく，残念ながらすべての歯科医院が経済的に潤う時代は終焉を迎えたといってよいでしょう．このような時代にこそ各医院がその特色を生かし，患者さん本位の診療を的確に，かつ誠実に行うことで，日本国の歯科医療のレベルアップが図れ，ひいては歯科界の地位も向上するのではないでしょうか．歯周病治療を適切に行うことはその第一歩だと思いますし，その様な歯科医院が増えることを願ってやみません．

（（医）麗歯会　石谷歯科医院　石谷昇司）

引用文献
1) 石谷昇司：歯周治療を中心に据えた診療スタイル，日本歯科評論，69（2）：83〜88，2009．
2) 谷口威夫：トータルから口を見る，65〜70，松風，東京，2000．
3) 三辺正人，吉野敏明：細菌検査を用いた歯周治療のコンセプト，48〜53，医学情報社，東京，2005．

3. タナカ歯科医院（小児歯科）

1 地域特性を考える

　歯科医療においても専門性が必要とされる時代となりました．私は昭和60年に大学を退職し，出身地である現在地に小児歯科をメインとした医院の開業を目指しました．しかし，地域特性によって，結果的に小児を中心とした家族単位のあらゆる世代の患者さん達を対象とした診療室となっています．

　開業地の鹿嶋市（開業当時は町）は，人口3万程度の典型的な地方の小都市であり，人口の密集濃度は極めて低く，さらにどこに行くにも車が必要な地域です．当院はそんな地域のさらに市の中心街からはほど遠く，開業地としては不便な場所に何のコンセプトも持たず，漠然と人まかせ（業者設計）にいかにもありがちな診療室を開業しました．

　開業当初より小児を優先的に診る診療室にしようと思っていましたが，ありがたいことに患者数は多い状態でした．地方都市で車社会のため，小児がひとりで通院するようなことはなく，父母または祖父母が一緒に来院され，必然的に家族単位としての受診希望が多くなり，小児を中心とした3世代の患者さんを受け入れる診療室へと移行しました．幅広い年齢の患者層を受け入れるには，小児歯科専門分野以外のあらゆる分野の知識と技術が必要となりました．

　小児を中心として家族単位のかかりつけ医として，固定されていった訳です．

　そんな中で自分が目指す治療・予防システムは，当時の診療室では不可能だと思えるようになっていきました．

2 コンセプトを持った診療室設計

　コンセプトも持たない当時のオープンタイプの診療室では患者さんと話したいこと，自分が伝えたいことができないと感じました．例を挙げれば，抜歯処置の隣で予防を行っているという状態でした．診療室の合理化を求めてデジタル対応が可能なように平成11年に同じ場所に，新しい診療室を設計・建設しました．

　現在の診療室はプライベート・クリアー・バリアフリーをコンセプトとして，患者さんおよびその保護者とゆっくり向き合えるような診療室にしました．

　診療室（図4-18）は，待合室から診療台へは完全に導線を分離し，患者さん同士が顔をあわせることはありません．当然患者さんとスタッフの導線も分離しました．受付を中心にして左右各2室の4室は半個室として，後部はオープンにし歯科医とスタッフが自由に出入りすることができ，他の患者さんの治療中においてもスタッフの動きが見え，お互いのコミュニケーションが可能です（図4-19）．

中央奥に完全個室の手術室を設計しました．当院は障害児（者）の患者さんも多く，バリアフリーを設け駐車場から診療台まで2cm以上の段差はなく，車椅子のままでの診療も可能になっています．この診療室が完成してから多少自分のめざす歯科診療ができるようになりました．

3 診療システムの合理化

新診療室では，デジタル化による合理性を追求しました．電子カルテはすでに導入しており，受付作業において事務処理の大幅短縮と診療明細の精確性が向上されました．

エックス線および口腔内写真のデジタル化は，即時再現によって撮影時の失敗をカバーでき，作業効率が高くなり，効率的な保存ができ，小児口腔の成長経過を時系列にみることが可能となりました．さらには各治療台においての画面提示は，インフォームドコンセントに大きく活用することができました（図4-20）．

また，近年は歯科用CTなどの導入によって，永久歯の萌出過程での異常や，埋伏歯の診断においてさらに診療精度が向上し，患者さんからの信頼も増し，デジタルのルーティン化によって精度および作業効率が上がり，スタッフの負担が軽減されました．

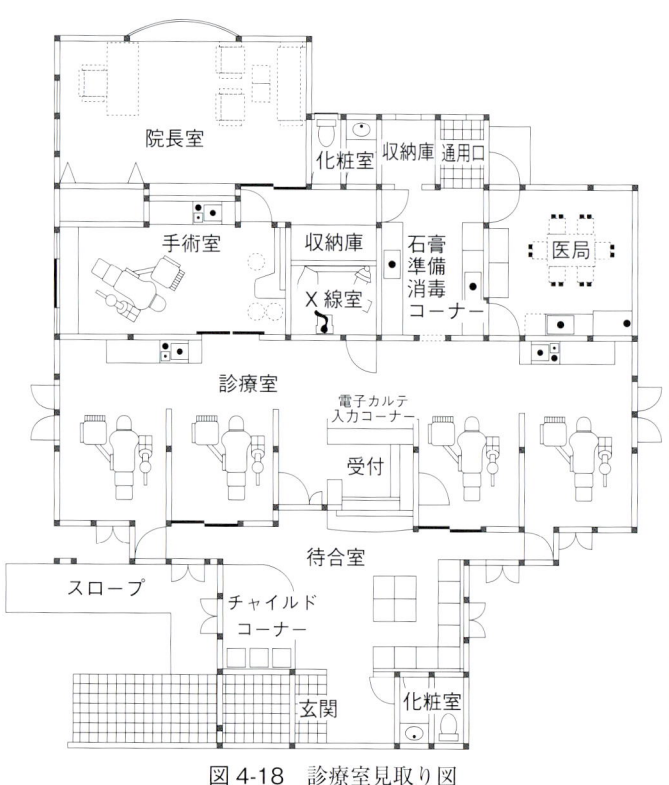

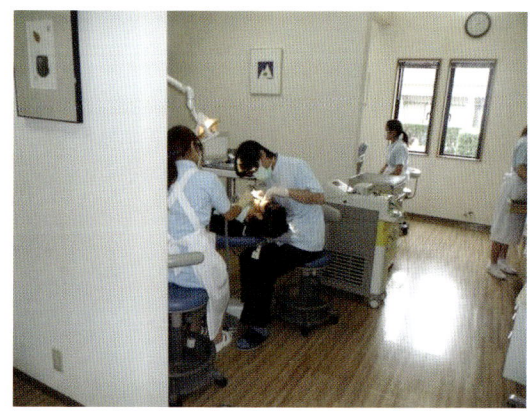

図4-18　診療室見取り図

図4-19　診察室

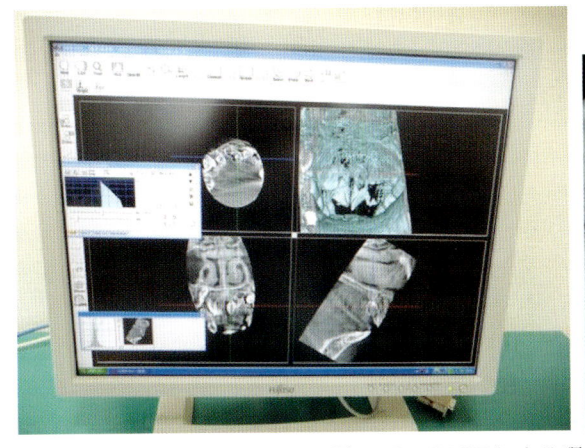

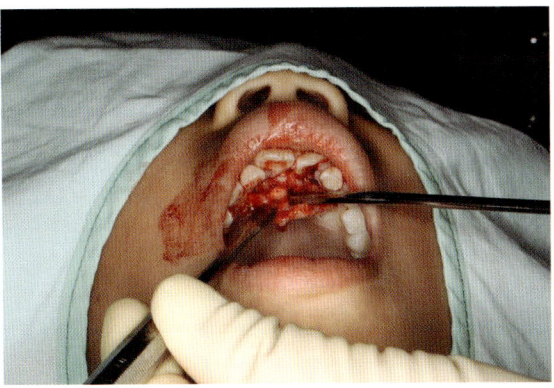

図 4-20　CBCT による埋伏歯の正確な位置の把握

4 スタッフ構成と業務

　現在のスタッフ構成は，歯科医師常勤3名，非常勤2名，常勤歯科衛生士4名，看護師1名，歯科助手（診療補助・受付・事務）3名の構成となっております．

　業務を完全に分離し，歯科助手には受付・事務は当然ながらすべての在庫管理と院外活動を含めたスケジュール管理を任せ，歯科医・歯科衛生士が対面診療業務に専念できるようにしました．

　小児歯科の場合，歯科衛生士は定期検診・口腔衛生指導・フッ素塗布・シーラント・写真撮影補助などその業務は重要ですが，特に患者さんの成長記録を中心として，歯科衛生士自らが保護者に口腔内状況と治療方法の説明を行っておりますので，患者さんの個性・家庭環境を把握する上で，担当制にすることで信頼関係を得ることができていると思っています．

　2人の歯科衛生士は元当院の患者さんであり，現在は診療室にとってかけがえのないスタッフになっています．

　スタッフとは労使の雇用関係ではありますが，診療を支えるパートナーシップであるという認識で接し，業務に専念できる環境を整えるのが院長としての私の役目でしょう．スタッフからの要望は，整合性があれば必ず聞き入れるように努力していますので，スタッフ自身も自ずと責任意識も強くなってくれています．また，地方においては講習会にすべてのスタッフを参加させることは困難です．そこで歯科衛生士には順番に各種の講習会に参加して貰い，他の歯科衛生士へフィードバックを義務付けしておりますので，互いのスキルアップになっていると思います．

5 診療環境

　家族単位での診療を行っている当院では，小児の診療場面においては基本的には保護者も同席させ，治療内容の確認や予防の重要性を理解して貰うことが

重要です．また，小児は病状の表現が困難であるため保護者からの情報も重要となります．さらに患者さんより年少者がいる場合は，疑似体験的な学習効果も期待できます（図4-21）．

　この点においても十分な広さの診療室とセパレートしたことで，可能になった点ではないでしょうか．

　妊産婦に対してもマタニティ・クラスなどにおいて，積極的な歯科受診をすすめています．妊娠中や出産後の育児期間中においては，疾病の進行がわかっていても，家庭環境によっては受診機会をつくることは困難となります．子育て中でも母親自身が通院しやすい環境を作るようにも努めております．また，母親が診療中でも乳幼児を安全に保護できるように，バギーカーなどを準備し，スタッフが面倒をみています（図4-22）．

　さらには，隣接の保育園と契約し，当院での診療時間には，乳幼児の一時無料保育が可能なように契約（当院が負担）を行い，母親が安心かつリラックスできるように配慮しています（図4-23）．

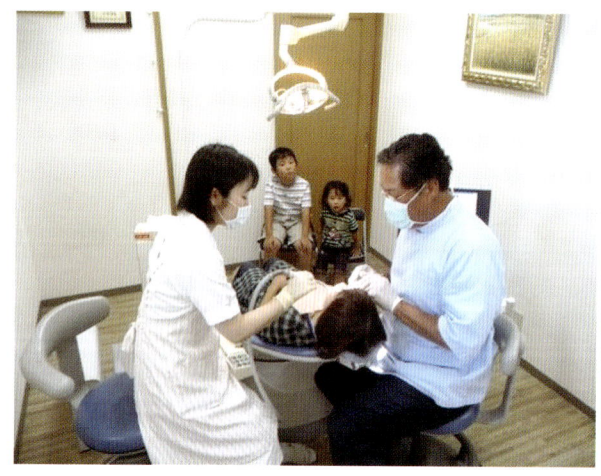

図4-21　家族単位での診療

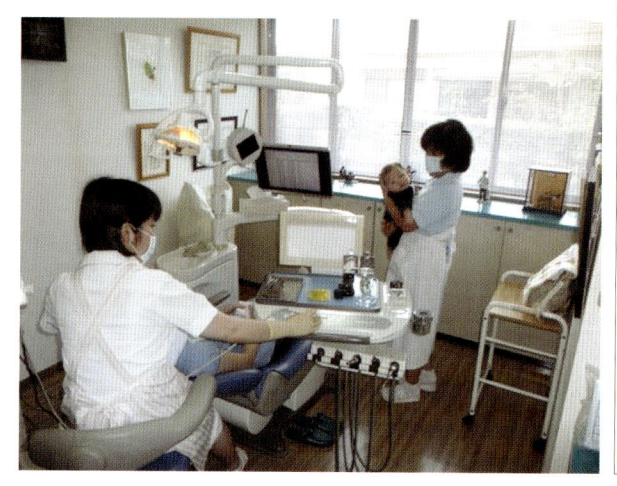

図4-22　看護師が乳児のお世話

図4-23　診療中の無料保育システム

6 小児のための診療設備とアメニティ

　診療室の設備・備品，さらにグッズ・アメニティは各医院にて用意されていると思いますが，ここでは小児のためのものを紹介したいと思います．

　診療は患者さんの状態により治療方法を選択しますが，不安感が極めて強い小児には，笑気鎮静法を使用します．

　外傷など緊急性が高く，体動が強い患者さんには，やむおえずレストレナーなどの抑制具を準備する必要性があります．不協力児においても使用しますが，ステレオタイプ的なアイテムではないということも理解してだきたいと思います．開口器なども小児歯科のひとつの治療アイテムでしょう．

　また歯科用レーザーは患者さんへの治療ストレスの軽減が可能ですが，当院ではNd-Yagレーザーと炭酸ガスレーザーの2台で硬組織疾患と軟組織疾患に対しそれぞれの特徴を生かしながら，症例に応じて使い分ける必要性があります．

　完全な専門診療室の場合，全体的に小児仕様の壁紙やアメニティで満たすことは重要ですが，成人混在型の当院のような場合は，そのようにはいきません．ただし小児用のアメニティを充実させることは重要です．比較的安価なものとして石膏人形（色塗）や，歯科衛生士が診療台で作るバルーンの動物や水風船（図4-24），診療終了後にご褒美としてコインを渡すベンディングマシーンいわゆるガチャガチャ（ガチャポン）などは好評です．

7 小児歯科医院の社会的意義

　小児歯科には社会歯科学的要素があり，診療室においては個人的な予防プログラムは当然で集団を対象にした活動も必須であります．

　当院がかかわっている地域保健活動の中で，特徴的なものとしてはマタニ

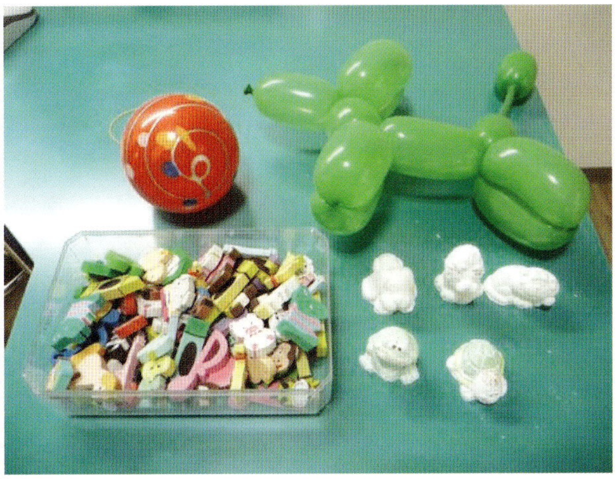

図4-24　風船，消しゴム，石膏模型

図 4-25-①　3 歳児健診と口腔衛生相談・指導

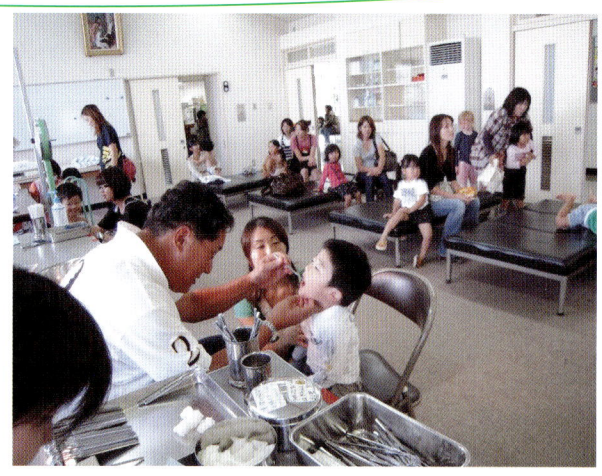

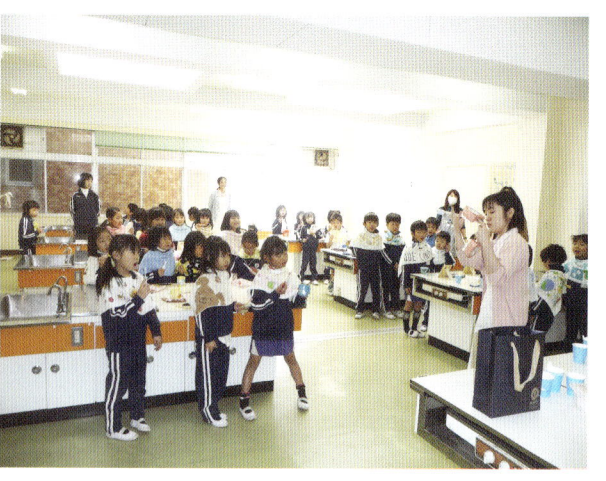

図 4-25-②　学校口腔衛生指導

ティクラス（初産婦対象）での口腔衛生指導です．出産・育児に不安かつ感心の高い時期であり効果的指導が可能です．

　妊産婦自身の歯科治療・口腔衛生，出産以降育児における口腔衛生指導に積極的に関わることは初発カリエスの低年齢化を抑制することができます．その上で，診療室における個人的な予防プログラムへと移行がスムースになります（図 4-25 ①）．これらには歯科衛生士の活躍は欠すことができません．

　また，学校歯科医として担当校における保健活動においても，歯科衛生士の存在はなくてはなりません．ここでは，個人と集団指導の相違を理解するべきでしょう（図 4-25 ②）．

　以上にように歯科医としてはではなく，歯科医院チームとしてこれらの地域活動に参加することも，小児歯科としては重要です．

8 地域連携システムの構築

　他の専門分野とは異なり，成長期の患者さんを対象とする小児歯科の疾患は様々です．

　外傷などの処置では，当院のスキルに応じて行っておりますが，重度の場合はより専門的な高次医療機関との連携が必要となります．さらには，基礎疾患の情報に関しても小児科医との連携が必須であります．

　小児歯科は単に疾病治療ではなく，適正な時期に適正な専門・高次医療機関と連携できるシステムを構築しておかなければならないということです．そのためには，歯科医師自身が的確な診断力と豊富な情報を持っていなければならないということだと思います．

　当院では高次医療機関とはメールを活用し，エックス線など互いに情報を共有し，最小限度の通院や処置にとどまれるように連携をすすめています．これらは患者さんにとって有益であるばかりではなく，歯科医側にとっても合理的

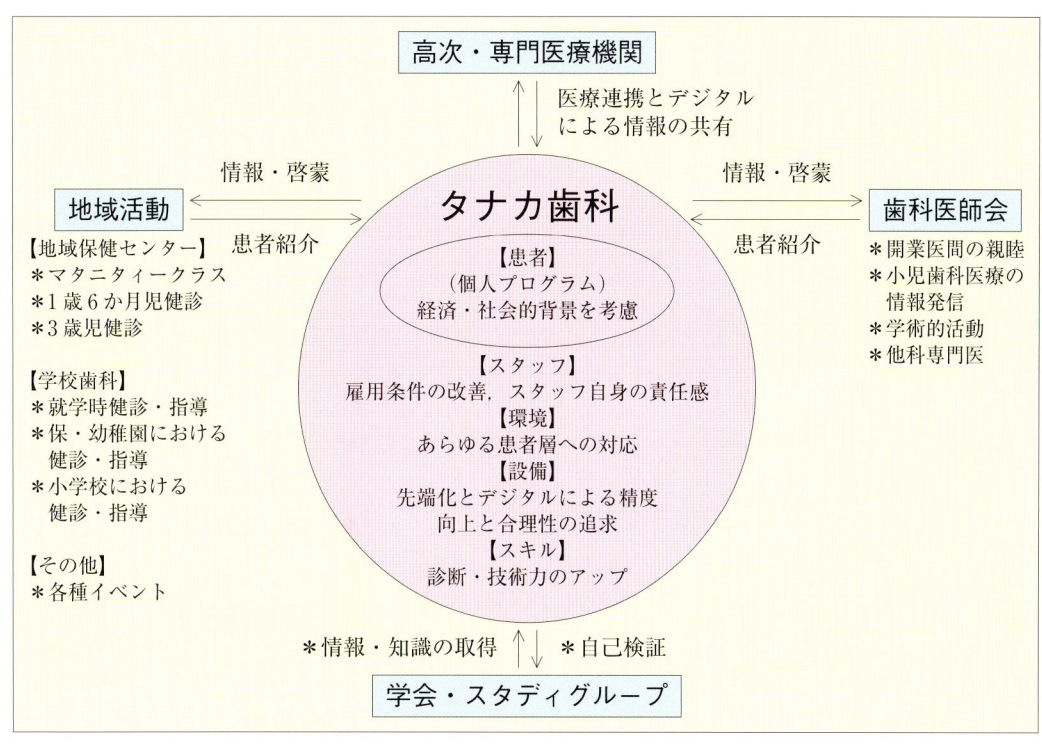

```
                    ┌─────────────────┐
                    │ 高次・専門医療機関 │
                    └─────────────────┘
                            ↑↓ 医療連携とデジタル
                               による情報の共有
      情報・啓蒙                              情報・啓蒙
┌──────────┐              ╱タナカ歯科╲              ┌──────────┐
│ 地域活動  │←─────────→ (                 ) ←─────────→│ 歯科医師会│
└──────────┘  患者紹介     │  【患者】    │  患者紹介    └──────────┘
【地域保健センター】       │ (個人プログラム)│           ＊開業医間の親睦
＊マタニティークラス       │ 経済・社会的背景を考慮│      ＊小児歯科医療の
＊1歳6か月児健診          │              │              情報発信
＊3歳児健診               │ 【スタッフ】  │            ＊学術的活動
                         │ 雇用条件の改善,│            ＊他科専門医
【学校歯科】              │ スタッフ自身の責任感│
＊就学時健診・指導         │ 【環境】      │
＊保・幼稚園における       │ あらゆる患者層への対応│
  健診・指導              │ 【設備】      │
＊小学校における          │ 先端化とデジタルによる精度│
  健診・指導              │ 向上と合理性の追求│
                         │ 【スキル】    │
【その他】                │ 診断・技術力のアップ│
＊各種イベント             ╲              ╱
                            ＊情報・知識の取得 ↑↓ ＊自己検証
                    ┌─────────────────┐
                    │  学会・スタディグループ  │
                    └─────────────────┘
```

図 4-26 相関図

なシステムです．

　地域連携を深める方法として，歯科医師会での積極的な活動も重要であり，それによって専門分野の理解の一助となり，近隣の先生方からの患者さんを紹介していただけることも少なくありません．

9 理想の歯科診療

　経済的な基盤さえあれば，時代に応じた最高の設備やスタッフを整えることができますが，それにはやはり限界があります．経済性を発展させることは重要ですが，そこには常に学問的に裏付けられた医療と，社会的な存在意義がなければ単なる儲け主義と揶揄されてしまいます．私自身，まだ道半ばですがそれなりの資本投下をし，現在の診療体系を築いてきました（図 4-26）．現在の診療室を都市集中地区に構えるとしたならば，経済的に不可能でしょう．地方の車社会故に可能だったのだと思います．つまり開業地においてはそれぞれ一長一短があり，患者歯科医双方にとって合理的で有益性があることは積極的に活用し，参加するべきでしょう．

　無料保育システムひとつをとっても，経費的には大きいです．ともすれば患者さんに媚びているかのようにとられるかもしれませんが，このような施設が近隣になければできなかったアイデアです．

　また，小児歯科医の面白さは，専門分野の中でも生涯における口腔成育のスタートに関与できることだと思います．患者さんとともに年齢を重ねることが

理想であり，その患者さんの次の世代が来院されます．実際，小児だった患者さんが出産後，子どもと来院されており，ひとつの理想的な結果だと思います．

　以上のように地域の小児歯科医としては，時代に応じた専門的なスキルも高めつつ，家族単位で医療を受けやすい環境をつくり，さらには地域社会に積極的に参加し，口腔に関する情報発信の場になるような診療室にしたいと考えています．

（タナカ歯科医院　田中晃伸）

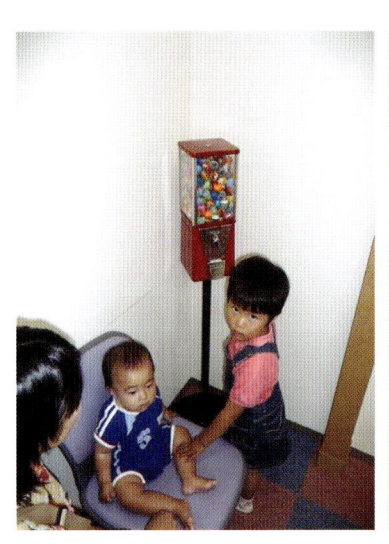

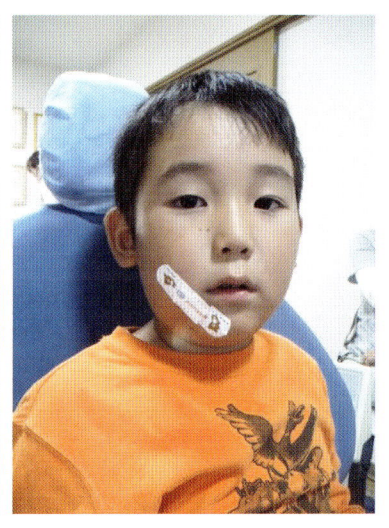

左：人気のガチャガチャ
右：小さな患者さん

4. ノブデンタルオフィス（審美歯科）

1 ノブデンタルオフィスの変遷と特徴

　当院の前身である北原歯科医院は1992年港区芝で開院，当初は保険治療中心の診療を行っていましたが，1995年に増床したことを機に審美修復治療を中心とした自費治療へとシフト，患者さんの主要層も近所の商店主，住人，会社員から通院時間1時間ほどの近郊へと変わっていきました．開院9年目の2000年に，さらにアメリカで当時流行っていたクリニックの形態を模範として，現在の中央区銀座にホワイトニングを中心としたクリニックを開院，その3年後2003年には芝の北原歯科医院を後身にゆずり，銀座に診療体制のすべてを集約，移転に伴い名称を「ノブデンタルオフィス」としました．

　現在当院の患者さんは東京よりも関東近県からが最も多く，中心に近づくにつれ少なくなり，徒歩圏内は5％ほどと一般的な歯科医院とは若干異なる患者構成になっていると思います．これは多くの来院患者さんの主訴が「他医院で治療を行ってみたものの，自分のイメージと違った術後だった」また「何かわからないが口元の感じが自分のイメージを悪くしているような気がする」などといった，一度治療を行ったものの，再治療を希望しており，特に「審美」という単語のイメージからここ銀座を選択されたという感じを受けます．「普通の結果」ではなく，「最高の結果」を求められているために一人ひとりに対するマネージメントも大変煩雑で，非常に丁寧に行わなければなりませんがこれらの苦労も患者さんの喜んでいただく姿で帳消しになることも多々ありますので，モチベーションを保っていられるのだと思っております．

2 患者さんとのコミュニケーション

1）主訴を正しく理解する

　一般的な問診や診査で得られる情報だけでは，より高い目標と結果を求めていらっしゃる患者さんには決して満足した結果を提供することはできません．審美修復治療の第1歩は患者さんの訴えに耳を傾けて，たとえ長時間を費やしたとしても，根気良く聞くことです．そしてその主訴を中心とした言葉の中から治療の最優先順位を探ります．しかしここで大事なポイントは希望を細かく聞いたとしてもその通りにならない可能性があります．あくまで希望はうかがってそれに近づけることは考えますが，それをまずは一般治療の基準に則り科学的な裏づけをもって最終的な計画を決めていかなければなりません．

　これこそが審美修復治療の診査診断そして治療計画（表4-1）の流れということになります．うかがった話はできるだけ記述しておき，またこちらからもできるだけ具体的な形で術後をイメージできるものを用意します．治療計画書

表 4-1　治療までの流れ

来院
プレカウンセリング
フェイシャルエステティック診査（スクリーニング検査）
カウンセリング
基礎資料の収集
問題点の抽出
治療計画の立案
コンサルテーション
治療へ

Wax-up　　　　　　　　　　Mock-up

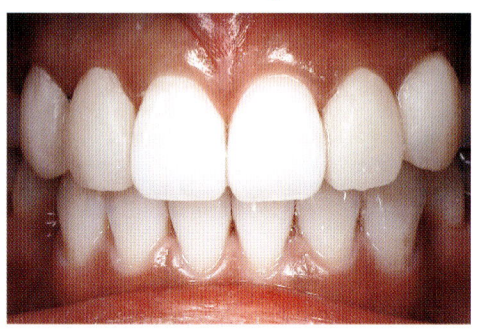

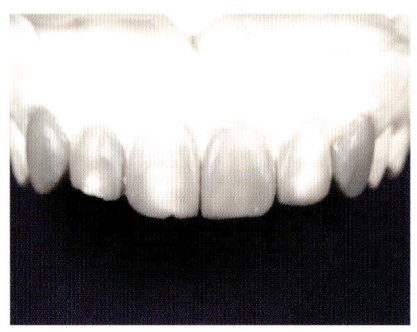

図 4-27　左：ワックスアップ（3次元的な設計図）や右：3 2|2 3 モックアッププロビジョナル

というペーパーのみで提案しても机上の空論に終わることもあり，こちらの計画を伝えにくいことがありますので，通常はワックスアップ模型やモックアッププロビジョナル（図4-27）といったもので，実際に見てもらうことがお互いの方向性を明確にしさらに目標を共有することができます（図4-28，29）．

2）仲介役となるコンシェルジュ

　実際に治療目標が設定され，いざ治療へと進む過程においていくつかのハードルもあります．例えばその中には費用，期間，通院回数や通院できる時間帯などがあります．この中のすべて，ドクターとの話し合いの中でおおむねは術前のカウンセリングの中で解決しているはずべき内容ですが，ドクターには直接話しにくいこともあるようで，実際にこの辺りがうやむやになっていることも多々あります．しかしこれは後に必ず何かのトラブルに発展します．そこで当院では，ドクターに聞きにくい部分などを気軽に相談できる一人ひとりの患者さんの秘書的な存在として専任のコンシェルジュを配置しております（図4-30）．

　このコンシェルジュは個人情報も管理しながら，できるだけその人にあったメニュー作りをしており，患者さんからの目線を我々に，また我々からのオーダーを患者さんへ伝えたりと，ダイレクトにものを言いにくい日本人特有の感覚を重んじた仲介役としてうまく機能していると思っています．一例としては，

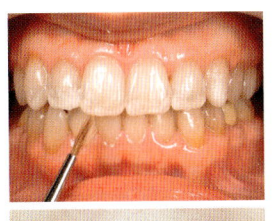

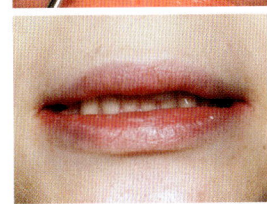

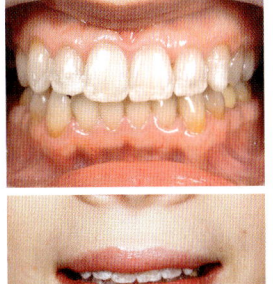

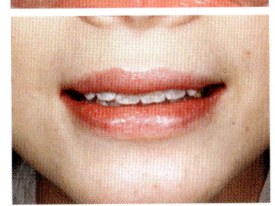

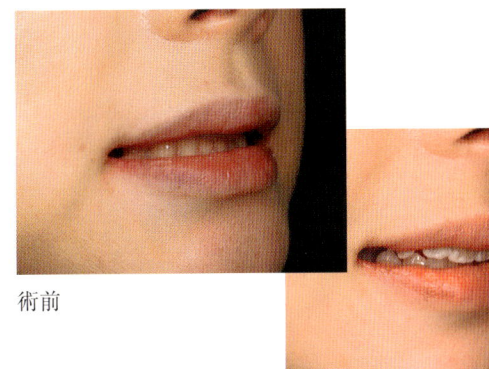

術前　　　　　モックアップ後　　　　　　　　　術前　　　　　　　モックアップ後

図4-28　前歯に直接即重を盛りたし長さのイメージを量る．患者さんには直接みてもらうことで術後のイメージがしやすくなる．

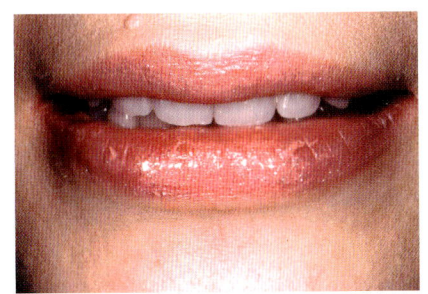

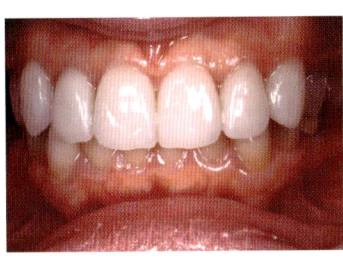

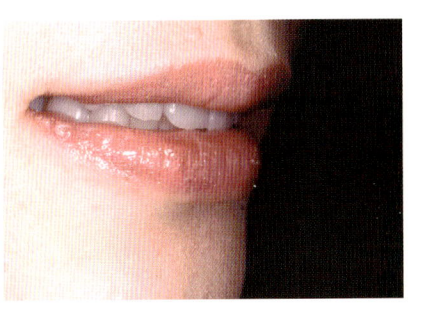

図4-29　術後はイメージ通り前歯の存在感が復活した

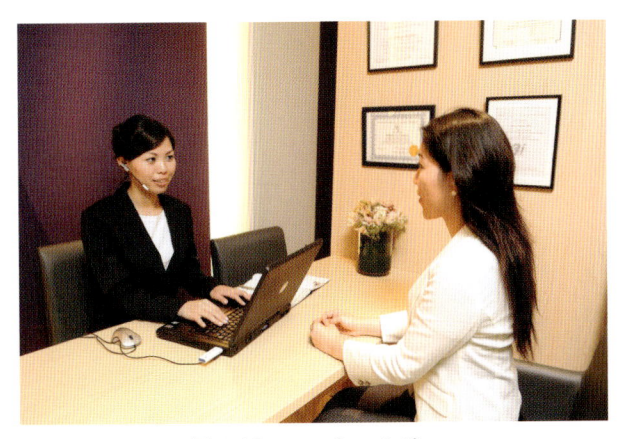

図4-30　コンシェルジュ

　患者Aさんはフレンドリーに接してもらうことを好むために，何かの記念日には言葉をかけるとかお花をプレゼントしたり，また連絡も密に行います．一方で患者Bさんにはプロフェッショナルなサービスを求めており，過剰なサービスは要らないと言いますが，こんな患者さんには踏み込んだプライバシーには触れず，事務的に進めながらも少しでも話題の中から心の疎通ができる共通言語を見つけるといったことを行っています．
　これらは一見面倒でなんの得にもならないように感じられますが，実はこの

ような配慮から定期検診率は上昇し，患者さんより新しい患者さんを紹介してくれることが多くなりました．

3 スタッフとの連携

　ノブデンタルオフィスの経営目標は「治療と経営の両立」を掲げており，ドクターを含めたスタッフはこの目標を見失うことなく精進していくことを常に考えております．これは一見当たり前のように思うことでも，"経営＝お金＝医療現場に持ち込みたくない単語"ということで実際には院長一人が数字と格闘し，スタッフは経営について全く理解していないというクリニックが大多数だと思っています．我々は毎日の朝礼での当日来院される患者さんそれぞれの情報と同様に当日の入金，出金についての情報も共有し，また月2回ほどのスタッフ会では月ごとの売り上げ目標とそれぞれ持ち場に分かれて担当を置き経費の管理をしており，誰でもが月の売り上げから経費に至るまで閲覧もできるようにしています．結果，いい治療が提供できるということは健全な経営の上に成り立っているということをスタッフ全員で理解していますので，皆責任とやりがいを持って仕事に取り組んでいます．

　さらに日進月歩の歯科医療の臨床では全く勉強をしなければアップデートを知ることもできず，ひいては最高の治療を提供できないということになります．よって，各スタッフは年3回の勉強会には必ず参加し，それ以外でも自主的に自身のためになる講習会の参加における費用は，内容により一部〜全額をクリニックで負担しております．

　院長としては医院の明確な方向性をスタッフに知らせ，牽引していくという責務を負うことと，各先生，スタッフが何かしらの担当者として，責任の所在を明らかにすることで，いい緊張感の中でミスを最小限にすることもできます．しかし人間である以上は何かしらのミスはあるものです．何かミスがあればまずは隠さずに報告をすること，報告を受けた院長，副院長は速やかに問題点を分析して解決すること，今後の対応策を練り，また同じミスをしないような方策も提示するように心がけています．

4 コンセプトのある歯科医院づくり

　今までのクリニックといえば，入り口で感じる独特な雰囲気，ドアを開ければ消毒の匂いと，頭の先までしびれるあの音，どれ一つとっても気持ちのいい空間とはほど遠いところにあったと思います．特に「オーラルフェイシャルデザインセンター」という名の元「審美」をメインテーマに考えていたこともあり，診療室そのもののハードからスタッフ等の応対に至るまで，歯科医院を開院するという感覚を捨て，新しいコンセプトのお店をオープンするという感覚だったのかもしれません（図4-31）．「想像」から「創造」へ，患者さんが治療後をイメージでき，歯科医もそれをクリエートできる空間を全くクリニック

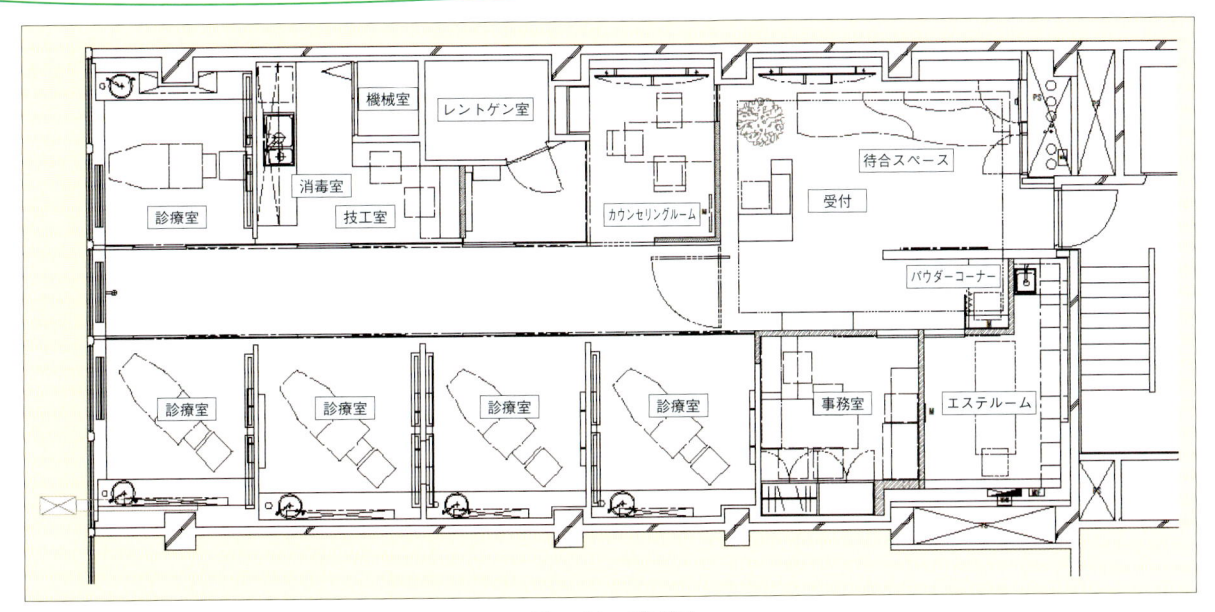

図 4-31　平面図

の設計に携わったことがない，内田繁氏という日本を代表するインテリアデザイナーにお願いしました．当時，クリニックの内装工事というと歯科専門業者が行い，画一的なデザインであったものが，実は人が嫌がる空間を生んでいたということを痛感できたのは新しいクリニックに足を運んでくれたある患者さんの一言だったと思います．「いつもは歯科医院のドアを開ける瞬間がたまらなく嫌だったが，ここは歯科治療以外でもつい寄りたくなる空間です」「はじめは壁の色が黄色，オレンジでびっくりしたが，なんかわからないけど心が落ち着くんですよ」と言った内容のコメントも多くいただき，これらは設計も私たちと同じ診査，診断，治療計画に則って行われており，私のリクエストの中からデザイナーが感じ取った私の診療室に対するイメージである人の心を暖かくする空間（クリニックを想像させるアイテムは見えなくしたことと色は暖色系"黄色，オレンジ"にすることで心を暖かくして，落ち着きある空間を実現した）の答えがここに完成できたのではないかと思っております．

　その後 2009 年 5 月には，一部改装しましたが，オリジナルテイストを残しつつ，さらに対話をいつも心がけるようにカウンセリングルームを大きく充実させました．クリニックは単なる治療をする場所ではなく，気持ちよく過ごしてもらうための「心の癒し空間」でなければならないと思います（図 4-32, 33）．

5　審美歯科治療とは

　審美歯科治療とはどのような治療を言うのでしょうか？この問いに，一般的には，ホワイトニング，ラミネートベニア，オールセラミックス治療といった見た目が良くなるだけの治療を想像される方が大部分であると思われますし，

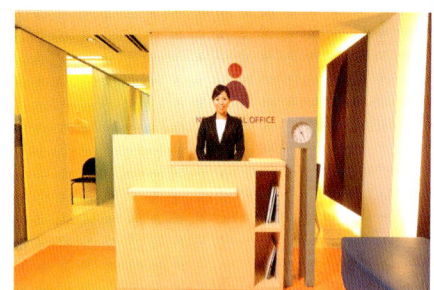

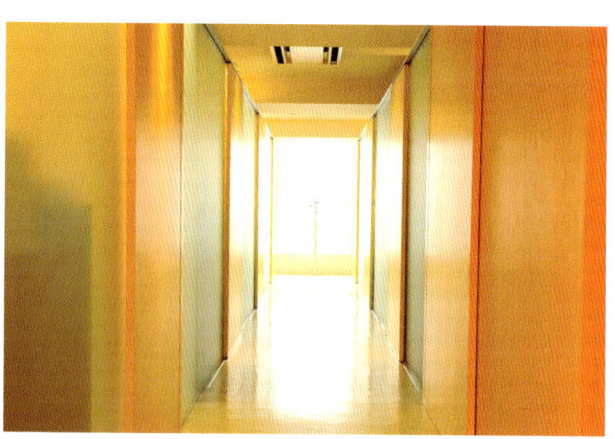

図4-32　エントランスからとファサード

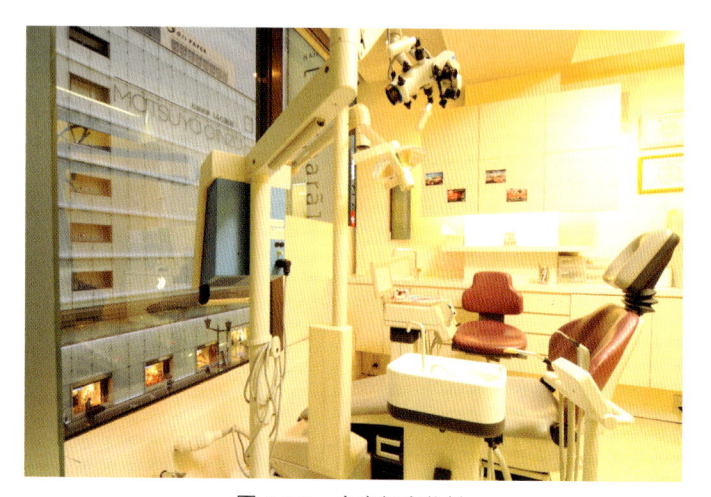

図4-33　全室個室仕様
すりガラスや窓からの風景が圧迫感をなくし，閉所恐怖症の方も快適に治療ができる．

　我々サイドである医療従事者ですら誤った見識を持っている方も多いのではないかと考えます．確かに審美歯科治療は見た目がよくなることを目指していることは間違いではありませんが，正確には審美歯科治療とは単なる見た目の「綺麗」を目指しているのではなく，科学的な論拠に基づき，機能，構造，生物学的要件のすべてが満たされた上での延長上におけるゴールに審美がある治療と言えます．この「審美」という言葉ですが，言葉だけを考えるとアーティスティックなイメージが強く，一見ここに科学的基準はないように感じる方も多いと思いますが，前述したように見た目の綺麗だけだとすれば，歯本来の機能である咀嚼ができなかったり発音がうまくいかなかったり，それは完成された審美治療とは言えないということになります．よって審美歯科治療とは何度も言いますが，本来修復治療の目的である，審美，機能，構造，バイオロジーがすべて満たされていること，また一人ひとり違う顔，口腔内でその人に合ったものを提供することですので，それに対応するだけの高度な知識やテクニックを有して

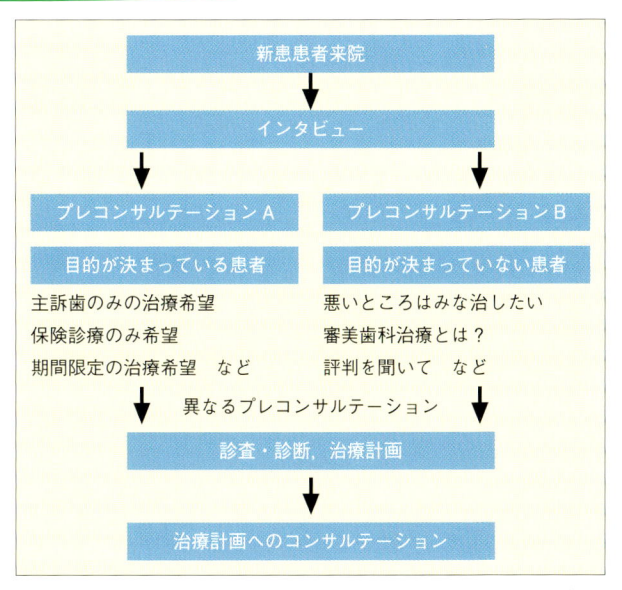

図4-34 審美修復治療を希望して来院する患者さんの多くが「何となく気に入らない」と言った抽象的な主訴を持つ．プレコンサルに始まり，患者さんの話を聞き科学的に具現化する．ここまでに数回のコンサルをこなすことも多い．

いなければならないということになります（図4-34）．

　ここまでお話すると，審美歯科治療というのは「もう少し簡単だと思ったのに…」「私には難しくてできない…」と思う方々もいらっしゃいますが，それほど複雑ではありませんのでご安心下さい．多くのスタディ，リサーチから臨床において必要な知識をどのように整理できるかがポイントだと思います．

　さて，それではさらに具体的な来院からの治療の流れを整理してみたいと思います．まず当院では紹介が多いために緊急性を要する治療で来院される方は大変少ないのですが，それでも一般的な初診のように，何かしらの痛みがあったり腫れがあったりすれば，それを除去します（応急処置）．その上で口腔内全般のチェックを行い（基礎資料の収集），治療が必要な箇所を見極めていきます（問題点抽出）．その上で得られた情報から診断を下し治療計画とともに提示していきます（総合診断，基礎治療計画）．治療計画について説明の上最終的な計画に同意が得られれば，「治療の依頼を受ける」ことになります．ここで大事なポイントは治療計画をこちらから一方的に押し付けるのではなく，あくまで患者さん自身に治療の可否を含めて決定してもらうということです．これが「治療の依頼を受ける」ということになります．我々が間違っていけないのは，「治してやる」という姿勢ではなく，「一緒に治しましょう．そのために私たちが治るサポートをしているのです」という姿勢であると思います．そしてさらにすべての方向性が決まり，患者さんの同意が得られれば治療に突入します．すべての処置は再評価を繰り返しながら進んでいくことになります．その後，治療が終了と言っても，治療が終わった＝メンテナンスの始まり＝長

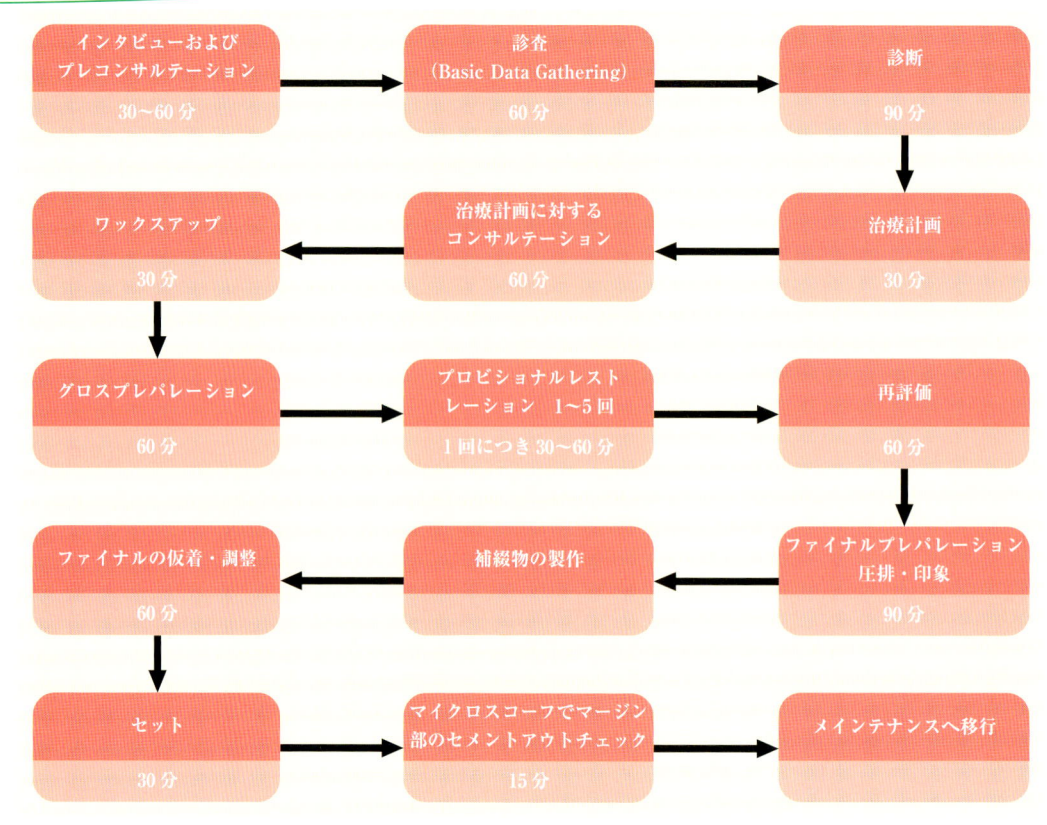

図 4-35　一本の歯を治療する際のフローチャート
治療費の説明では「1本いくらです」という言い方はしない．我々は技術料をいただいているという考え方をすること．具体的にステップを示し総額を話すと納得しやすい．

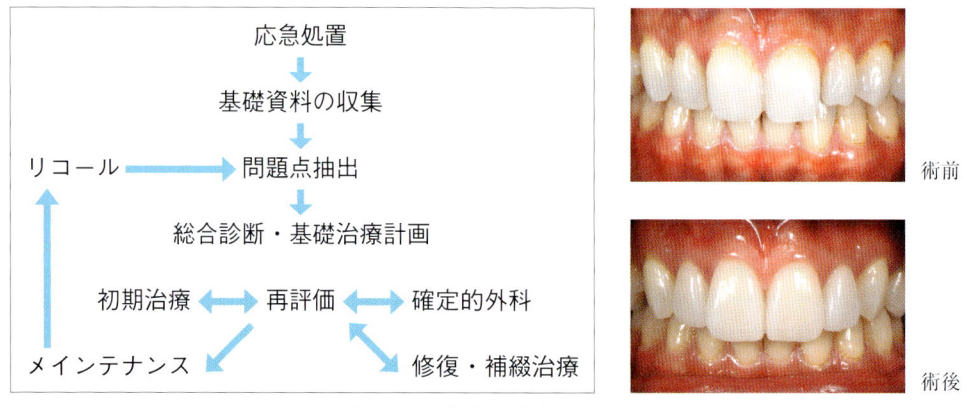

図 4-36　当院の治療の流れ

期的な安定を目指すということになり，生涯にわたるチェック，メンテナンス，お付き合いを約束してもらうという流れになります（図4-35, 36）．

　次に患者さんが来院からメンテナンスまでどのように治療が進んでいくのかを解説します．

82　第4章　院内システムについて（院長の特性を生かした歯科医院）

1. 審美
2. 機能
3. 構造
4. 生物学的恒常性と組織の保存

図4-37　修復治療の目的

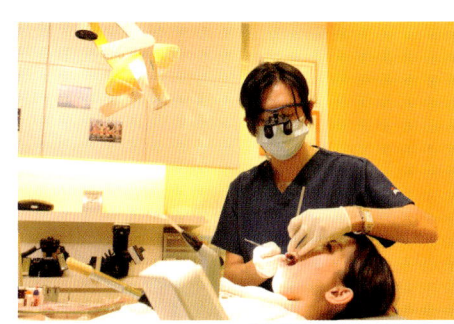

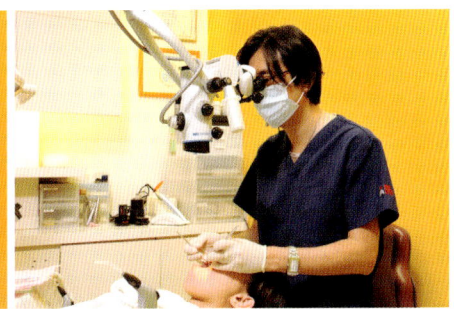

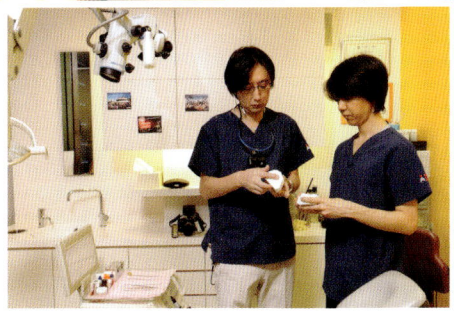

図4-38　拡大してみることは，治療の精度を上げ，また確認のためにも大変有用である．また院内では専門医との連携も欠かせない．

6 当院の目指すべき方向性と目標について

　私が目指すべきクリニックの方向性と目標は"真に喜べる結果を残すこと"だと思っています．審美治療というと本来の医療から外れた特別なものと一般的に解釈されているのではないかと思いますが，審美は機能，構造，バイオロジーといった（図4-37），口腔全体の健康の上に成り立つものです．ですから見栄えはいいけど，食べにくい，話しにくいでは審美修復治療が完成されたとは言えません．

　私たちは"審美"というコンセプトを掲げているものの，そこにあるのは見た目を満足させる以上に口腔の健康を回復させることが重要な使命であると思います．患者目線で考えること，常に勉強し続けること，スタッフ間が家族のように気遣え，一つの方向に一緒に走れること，そしていつも同じように上記を考えられること．簡単なようでなかなか難しいと思いますが，皆でさらに努力していきたいと思います（図4-38）．

（ノブデンタルオフィス　北原信也）

参考文献

1) 山崎長郎：審美修復治療，クインテッセンス出版，東京，1999.
2) 北原信也：クリニカルトゥースホワイトニング，医歯薬出版，東京，2006.
3) Pascal Magne, Urs Belser：Boded Porcelain Reatorations in the Anterior Dentition：Quintessence books, 2002.
4) Mauro Fradeani：Esthetic Analysis, Quintessence books, 2004.
5) 山崎長郎：エステティッククラシフィケーション，クインテッセンス出版，東京，2009.
6) Goldatein RE, Fritz M：Esthetics in the dental curriculum, J Dent Educ, 45：355〜357, 1981.
7) Smigel I：The non-surgical facelift, Contemp Esthet Restorative Pract, ：Oct：12〜14, 2000.
8) Belser UC：Esthetic checklist for the fixed prosthesis, Part Ⅱ. Biscuit-bake try in：Schårer P, Rinn LA Kopp FR（eds）：Esthetic Guidelines for Restorative Dentistry, Chicago, Quintessence, 188〜192, 1982.
9) Ronald Goldstein：Change Your Smile, Quintessence books, 2009.
10) 山崎長郎監修：歯科臨床のエキスパートを目指して，vol.2 プロビジョナルレストレーション，医歯薬出版，東京，2004.
11) 山崎長郎監修：歯科臨床のエキスパートを目指して，vol.1 コンベンショナルレストレーション，医歯薬出版，東京，2004.
12) 北原信也，土屋　覚：審美修復治療における治療前の情報の共有化，ザクインテッセンス，24（8）：37〜50, 2005.
13) 山崎長郎，大河雅之，北原信也：患者の高度な要求に応えられる審美修復治療，ザクインテッセンス，24（1）：75〜99, 2005.
14) Galip Gürel：The Science and Art of Porcelain Lminate Veneers, Quintessence Books, 2003.
15) 北原信也，内田　繁，野嶋昌彦，石川嘉紀：歯科医院空間を創造する，歯界展望，109（6）79〜96, 2007.

5. 麻布十番Dデンタルオフィス（補綴）

1 麻布十番Dデンタルオフィスの特徴

1）治療方針について

　日本では，日本補綴歯科学会が認定した専門医といえども，補綴専門医を標榜して歯科医院を開設することが認められていないため，補綴系医院は，いわゆる専門性を謳わない一般歯科医（GP）と同意語として認識されています．ここでは，特に大学に籍を置いて補綴を中心に診療してきた経験を踏まえて話を進めることとします．

　補綴科での診療は，最終処置の部分を担うことから，いわゆる前処置の部分も含めて責任を負うことが多く，他科の治療についても熟知しているということがベースとなります．したがって，最終処置を見据えた一貫性のある治療方針の立案という点でトレーニングされているともいえます．しかし，医院を開設する際には，専門性のある先生と連携を取る診療体系か，すべてを自ら行う診療体系のどちらかを選択することとなります．両者には一長一短ありますが，当医院では，開設前に他科の分野についても研鑽を積み，主に後者の診療体系を採っています．

　『種々の歯科分野は，桶の立て板に例えられる．立て板のすべてが揃って高くなければ十分な水を汲めない．低い立て板があると，その高さまでしか水が入らない．つまり，歯科にあてはめてみると，いくらインプラントの水準が高くてもエンドやペリオや他の治療が同じく高い水準でなければ，一番不得手な治療の高さがその先生の診療水準となる』（図4-38）．

そこで当医院では，
- ・総合歯科診療
- ・予知性のある治療
- ・世界基準
- ・患者主導の治療

を治療の目標としています．

　これらの目標には，患者さんの要望に応えられるために，予知性のある多角的な治療方針立案とそのためのスキル，継続的な医学的情報収集と最新器材の整備が必要と考えています．一例として，予知性を高めるための拡大治療や，新たな分野としての骨造成およびコスメティック領域の話題などを紹介していきます．

2）予知性を高めるための拡大治療について

　マイクロスコープや拡大スコープのような拡大ツールは，精密歯科という新しい分野を築いており，現在では補綴のスタンダードとしてその意義は大きい

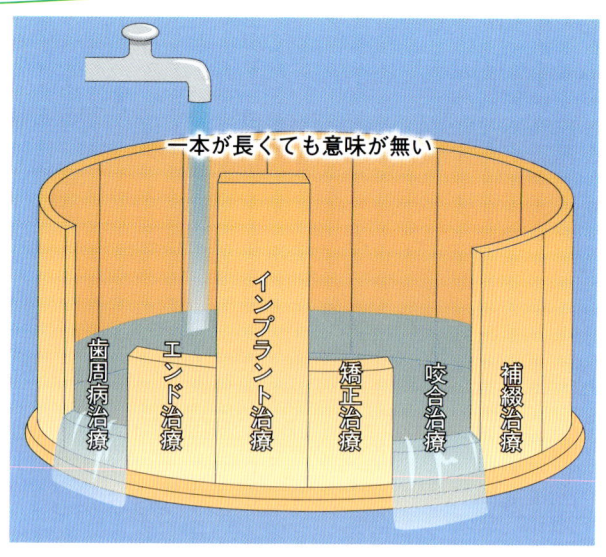

図 4-38　桶の立て板に例えられる総合歯科診療と診療水準の意味（P.G.I. より改変）

のです．

　補綴処置，特に歯冠系補綴では，破損や脱落による失敗について表面化しやすいのですが，歯肉の炎症や歯肉の退縮などもそれらに増して長期経過のために重要な課題となっています．ここで特に予知性のある補綴処置として必要とされていることは，支台歯の形成限界と補綴物のマージンの適合性であり，これを解消するためにはマイクロスコープや拡大スコープを使用した拡大治療は避けては通れません．また，補綴処置で重要な咬合の確認や調整の際にも同様に精密さが要求されるため，これらの拡大ツールは必要不可欠なものであり，拡大治療は当医院の特徴の一つであります（図 4-39）．

3）当医院における補綴領域の考え方

　補綴とは失われた組織・機能を人工材料で回復することと定義すると，抜歯で生じる骨吸収に対して骨補塡材を使用して予防することや，吸収した歯槽堤を結合組織で補うことも補綴の範疇に入ると考えられます．さらに進んで，加齢で結合組織が減少したことに起因する口唇の皺は，日常的に行われている補綴物を張り出させて補う方法ではなく，口唇にグラフトをすることで元の状態に回復するのが本来的な治療といえるのかもしれません．

　また，正常な咬合機能を持たせるために上下歯列の歯の関係を確立することや，歯周病学的な予知性の観点からみて，矯正治療は不可欠な処置となると考え，当医院では同時に矯正治療についても力を注いでいます．

（1）欠損補綴に際して

　歯が失われた後の歯槽部は特徴的に吸収され，可撤性義歯の維持や固定性義歯の審美性および機能など，補綴処置に影響を与えることが知られています．ここで，抜歯窩への骨造成がその後に続く欠損補綴（義歯，ブリッジ，インプ

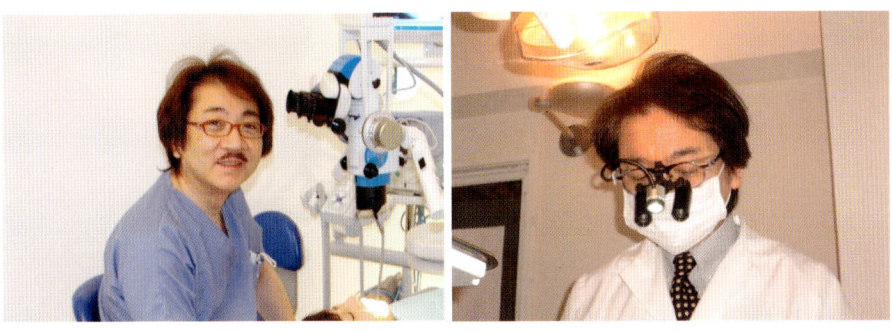

図4-39　左：マイクロスコープ（Universa300：Möller-Wedel GmbH, Germany），右：拡大スコープ（SurgiTel® EVK650 & LED-Light ODYSSEY：General Scientific Corporation, USA）

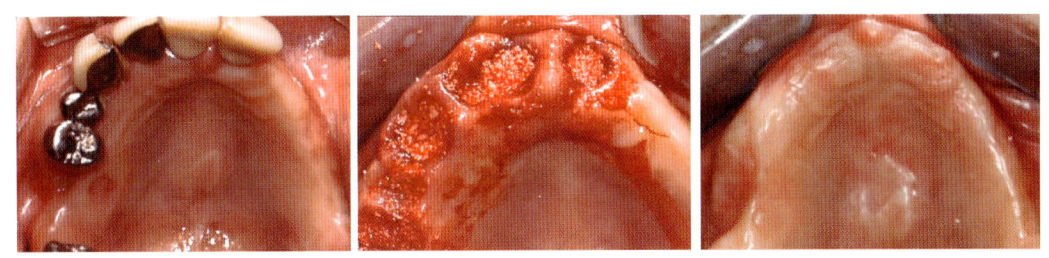

図4-40　ソケットプリザベーションの有無による顎堤ボリュームの違い
右側大臼歯部顎堤吸収像および幅の狭い左側顎堤と ５３２１|１ の骨造成部顎堤の違いに注意（皆川 仁先生提供）

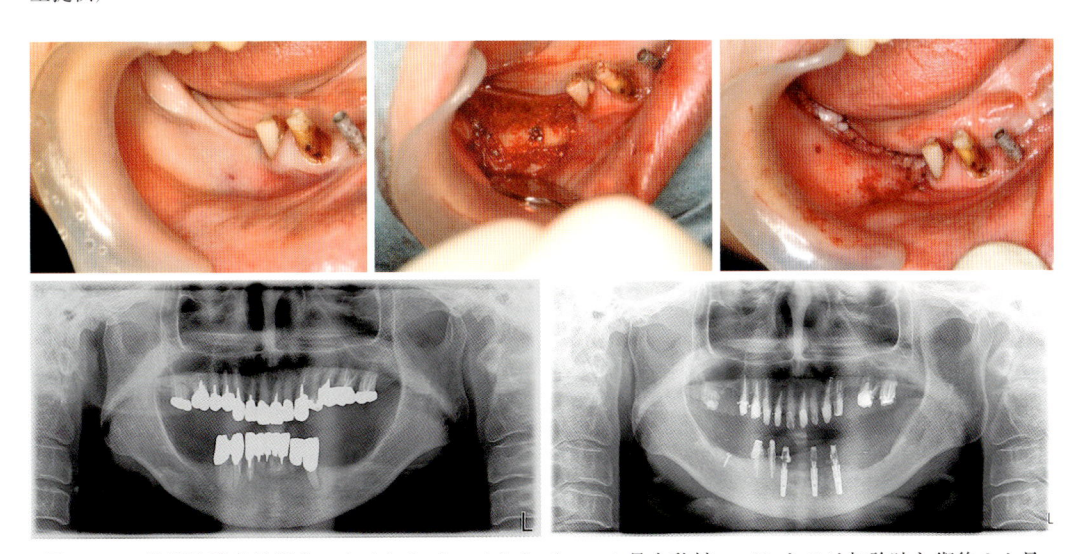

図4-41　歯槽骨垂直的増大のためにレイマスからブロック骨を移植．パントモは初診時と術後６カ月

ラントなど）が有利となります．したがって，補綴系歯科医院では，このような最終補綴時に想定できる不具合に対して事前に回避する方法を講じる必要があると思われます．一例として，インプラントの前処置としての抜歯時に行われるソケットプリザベーションやブロック骨移植などは，時としてこれらの欠損補綴に必要な処置といえるかもしれません（図4-40，41）．

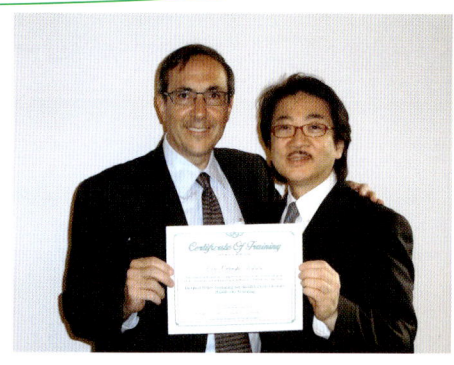

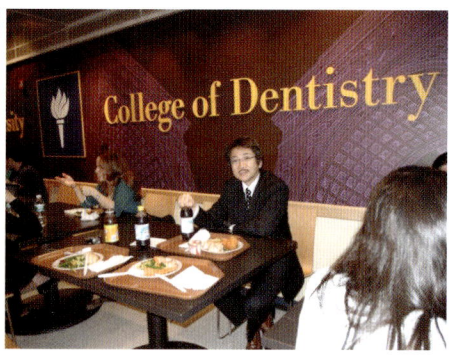

図4-42 左：歯科医のためのボトックス・ヒアルロン酸実習コースのサティフィケート授与（AAFE会長：Dr.Louis Malcmacherと著者），右：ニューヨーク大学のインプラント・審美コースでのひととき．

(2) 補綴治療とFacial Esthetics（Cosmetics）について

現在では，歯周組織や顔面の形態などを含めた歯と軟組織のバランスのとれた美しさが求められています．さらに米国の審美学会（AAED：American Academy of Esthetic Dentistry）では，総合的な審美としてコスメティックの分野にまで話題が及んでいます．従来から歯科では，顎関節症やブラキシズムに対する治療としてBotox療法が行われていましたが，近年ではコスメティック分野にも使われるようになり，さらにはヒアルロン酸注入による口唇形成にまで及んでいます．

今後は，このような治療法が補綴方法をも変えていく可能性があります．いずれ近い将来，日本でもこのような分野が補綴的要求のために取り入れられるであろうことは容易に想像できます．筆者はこの点に注目し，AAFE（American Academy of Facial Esthetics）主宰の「The #1 Botox and Dermal Filler Training Course in Dentistry（歯科医師のためのBotoxおよびFillerセミナー，ハンズオンコース）」を平成22年1月2〜3日Los Angelsにて受講し，今後の展開に備えています．また，ニューヨーク大学のインプラント・審美コースなど，種々のコースを受講し最新情報の修習に勉めています（図4-42）．

4）当院における技工（ラボ）の考え方

大学奉職時代は病院内で技工を行っていたため，大学から離れて技工を外注して感じたことは，保険対象ラボはもとより自費負担ケースであっても，必ずしも満足のいく仕上がりでないことが少なくないということです．そこで，特に要求度の高い審美症例や金属床フレームなどの特別なラボは優秀な技工士さんに依頼し，それ以外のものはできる限り自らラボも行うことで患者さんに受け入れられる補綴物を提供するように努めています．

今年からオールセラミッククラウンは，プレスシステムのe-maxを基本に自院で自ら製作しています．プレスのセラミックは，築盛するセラミックに比較して適合性・強度の点で有利であり，何よりメタルクラウンと同様の手順で製作できるなど院内で製作するには適していると思われます（図4-43）．

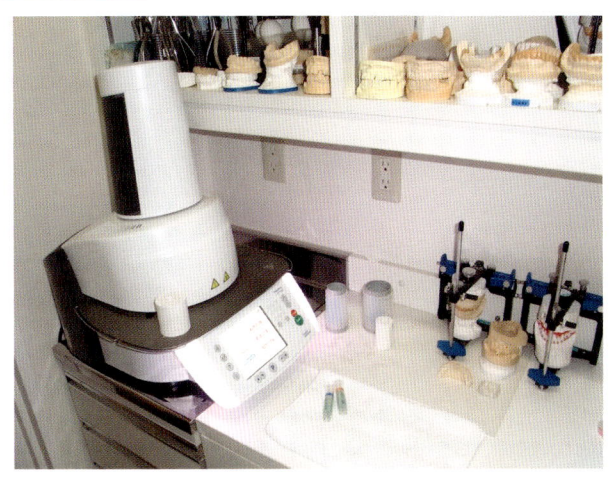

図4-43 院内ラボ室のセラミック・プレス器械
(Programat EP5000：Ivoclar Vivdent AG.,Leichtenstein)

2 麻布十番Dデンタルオフィスの診療環境

1）患者さんとのコミュニケーション

当医院は患者年齢層が比較的高いので，若いスタッフは特に配慮して接する必要があります．例えば，

①ゆっくりと声のトーンを落としてお話しをする．
②一度に多くを話さずに，段階を追ってお話しをする．
③前にお話しした事柄でも，必要に応じて繰り返しお話しをする．
④気持ちよくお帰り頂けるよう，すべてに細心の注意を払うよう心がける．
etc……．

また，女性や性格の穏やかな患者さんにも同様のことがいえ，患者さんのリズムに合わせて話し方を変えて対応することが大事であり，これらは，ゆったりと落ち着いた雰囲気のある診療室づくりにも一役を買っています．

2）医院の設計について

患者さんが持つ歯科医院のイメージは，痛い，怖い，ドキドキするなど，あまり落ち着ける印象ではないと思われます．そこで，これらを踏まえて，ポイントを3つに絞って医院設計をしました．それは，①清潔な印象，②眠くなるほど落ち着ける診療室，③オシャレで居心地の良い空間 の3つです．また，予想される患者年齢層と高齢化社会を踏まえて，バリアフリーを考慮した空間を基本設計としました．

（1）清潔な印象

白を基調に清潔な印象を持つ内装を基本とし，清潔な印象だけではなく，壁面には，ただ壁紙を貼っただけの壁材を用いず，塗り壁系材料（珪藻土）を使用しました．この材料は湿度調整機能を持つという特徴があり，また壁紙や建材が持つ身体への異害作用のない人に優しい建材でもあります．病院が患者さ

んの健康を阻害するようであってはならないので，健康を害さないものを使用するということを最優先に考えました．

(2) 眠くなるほど落ち着ける医院

歯科医院はとかく恐怖心を与える場所といえますが，患者さんが落ち着ける場所として眠くなるような診療室を前提に設計しました．怖い印象だからこそ，眠ってしまうぐらいがちょうど良い診療環境であると考えています．例えば，間接照明がその一つです．清潔感をもたらす白い壁に蛍光灯を用いて青白く明るい照明をあてると，時としてエキセントリックな印象を与えるので，ハロゲン光を調光器で絞ったオレンジ系の間接照明を用いて落ち着ける光環境にしました．

また，バックグラウンドミュージックに讃美歌系の音楽やオルゴール音楽を流して，ゆったりとした気持ちになれるように配慮しています．さらに，スタッフは声高に早い口調で話さないように注意する必要があります．実はこれだけで，患者さんは少し慣れてくると診療中にスヤスヤとおやすみになるようになります．患者さんからは，「この診療室は眠くなる」といわれるので，当初の目的は果たしていると思っています．

(3) オシャレで居心地の良い空間

土地柄オシャレな環境に慣れている方が集まる場所での開業なので，細かなところに気を配った設計としました．白い室内の随所にアルミやステンレス材料を配してハイテクなイメージを与えつつ，レセプションには重厚なイメージを持たせ，待合室の椅子には Le Corbusier のデザイナーズ家具，診療室内等の手洗いシンクにはイタリアの Pozzi Ginori やドイツの Duravit，照明器具にはイタリア Jasper Morrison の間接照明などを使用し，オシャレで居心地の良い空間となっています．

バリアフリーを考慮した空間設計として，廊下および診療スペース，エックス線室，トイレなど，すべて車椅子が通れるように設計を施し，構造上やむをえない段差部分へは取り外し可能なスロープを用意してあります．

以上当医院は，清潔感，患者さんの健康に配慮し落ち着ける空間，先進的なイメージ，厳選した調度品によるオシャレなイメージと居心地の良さ，安全などを共存させた診療室です．これに，先進的なカボのユニット，プランメカのデジタルエックス線，メーラーのマイクロスコープ，ウォーターレーズ（レーザー治療器）等を備えることで，患者さんが安心して診療を受けられる環境を整えました（図4-44）．

3) 治療室の配置と機材の準備

診療前の患者さんと診療後の患者さんが顔を合わせたり，名前や治療の内容・費用などが他の患者さんに聞こえないようにも配慮しています．そのため，診療室は完全個室とし，レセプションで長時間一緒にならないようにしています．

また，治療に必要な機材はすべて消毒・滅菌されたものを用意し，うがい用

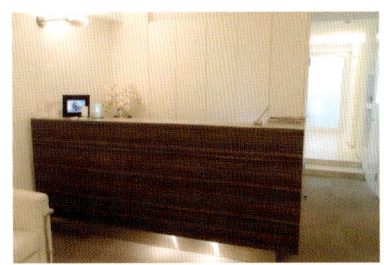

a．レセプション

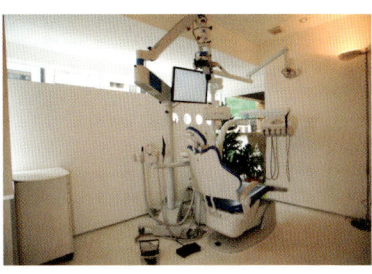

b．マイクロスコープ拡大治療，一般治療用診療室．生体モニタおよび静脈内鎮静などの器材を完備

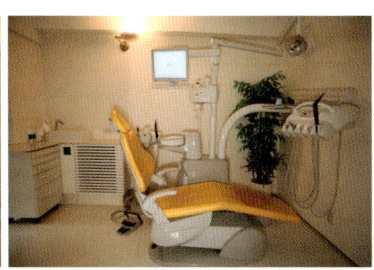

c．一般治療，メンテナンス用診療室．笑気吸入鎮静やレーザー治療器などの器材を完備

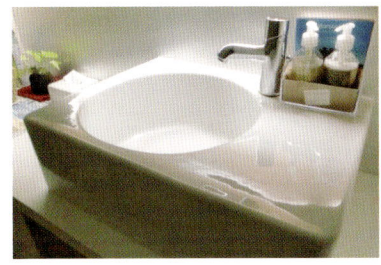

d．トイレは，歯科医院の清潔感を評価される重要な場所として重要．また，車椅子を配慮したスペースを確保

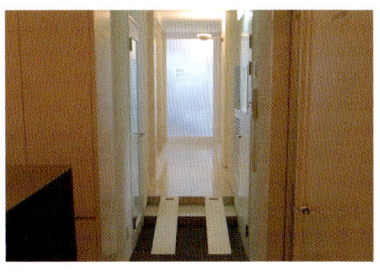

e．バリアフリーのための可撤式スロープ

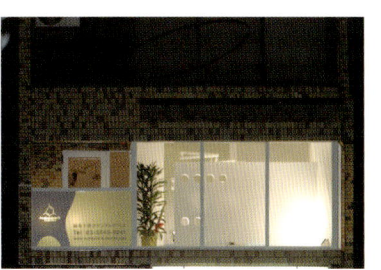

f．診療室の外観

図4-44　院内の診療環境

のコップやエプロンなどはディスポーザブルのものを使用しています．また，直接患者さんの口腔内に接しないチェア，ユニット，ライトなどもその都度薬液消毒（ISORAPID® Splay：Oro Clean Chemie AG., Switzerland）しています．さらに，患者さんの治療に必要のない機材が表に出ていることがないよう配慮し，必要な時に必要な器材を患者さんのために用意することで心地良い診療空間を心がけています．

3 スタッフ体系

　当医院を訪れる患者さんの中には，院長にすべての治療を任せたいと考えている患者さんが少なくありません．これは女性の患者さんに多くみられ，特に中高年の女性は，何人もの先生やスタッフに口の中を触られることを好まない傾向があり，このような患者さんが当医院を支えている患者層でしょう．

　現在，受付兼助手1人とドクターは著者1人の体制ですが，これは必要な時に必要な人数のスタッフを設ける診療体系が現状に適していると考えているからであります．例えば，ペリオやインプラントのオペの際には，アシストするドクターや歯科衛生士を配置して対応し，さらに必要があれば，麻酔医や他の専門医などの協力を得ることもあります．

　このような環境で診療できるのも，26年間の歯科大学勤務時代に指導して

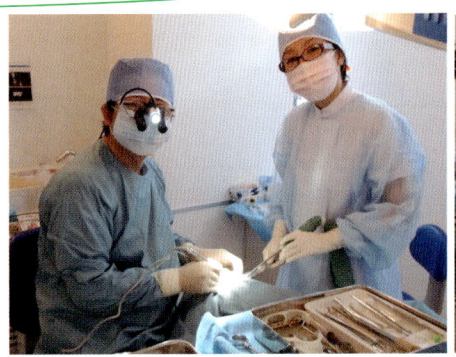

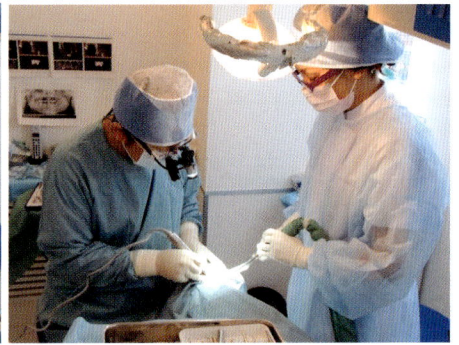

図 4-45　教え子の歯科医師とのオペ風景

きた多くの学生が卒業後に各分野で成長し，信頼できるドクターとして診療を助けていただけるからに他なりません．さらに今後スタッフ体系に変化があった場合でも，患者さんのニーズに合わせた体制で柔軟に対応していきたいと考えています（図 4-45）．

4 理想の歯科診療とは

当歯科医院を支える患者層は，比較的年齢層の高い患者さんが多いのですが，審美目的の方や忙しく働く合間をみて治療を進める会社員まで様々です．

一般的に目標とされる歯科医院の診療体系は，患者さんのニーズに沿ったうえで最善で最適な治療を施せる医院であろうと思います．治療に要する期間や費用，職種や生活習慣など，患者さんの背景も様々であり，患者さん個々のニーズをとらえたうえでの診療です．そこでは術者自身が描く最善の治療法を理解して頂くことに時間を要することもありますし，理解したうえで他の治療方法を希望される患者さんもいらっしゃいます．また，いくつかの歯科医院で辛いことや厳しいことをいわれた患者さんが，治療方法や予後に不安を抱きながら当医院に紹介されてくることもあります．まずはその患者さんが何を求めて来院しているかを傾聴し，ラポール（信頼にもとづく密接な人間関係）が形成されるまで時間をかけてコンサルテーションするところからが当院の診療のスタートであると考えています．さらに，診療の柱となる治療計画は，患者さんとのコミュニケーションが取れて初めて決定されるものであるため，コンサルテーションには特に多くの時間を割くようにしています．

将来的に思い描く最終スタッフ構成は受付 1，歯科衛生士 1，歯科助手 1，歯科技工士 1，歯科医師 2 です．しかし，世の中の情勢や開業経過により一気に到達できるとは限りません．無理して人員を配すると，経営状況を圧迫する結果として患者さんに犠牲を強いることになりかねないので，少しずつ順を追って最終構成に辿り着くのが無難と考えています．始めの 5 年で受付と助手，次の 5 年で歯科衛生士と歯科技工士，10 年経過したところで代診の歯科医師の配置，と展開していくことを開業当時より考えていました．開業して 5 年目

の今，患者さん本意で考え誠意のある診療を継続的に行っていくことの大切さを，日々患者さんと向きあうことで改めて実感しています．

　さらに著者の思い描く理想の診療とは，患者さん自らが受けたいと思えるような診療です．最新の医療を，予知性のある診療を，やり直しのない治療を，安心できて落ち着ける環境で心地良い雰囲気やスタッフの心憎い気配りのもとで受けられることが患者さんにとっての理想の診療ではないでしょうか．
　何かが欠けても理想ではなくなるため，掲げた理想に向かって日々精進すること，患者さんや自分を欺かないで誠実であること，それらを常に頭に描きながら医院作りをしています．

（麻布十番Dデンタルオフィス　菊田大士）

第5章 スタッフから

1. 歯科衛生士の心構え

1 チーム医療とは

　歯科衛生士が望む歯科医院とは，どのようなところでしょう．また，そういった環境を創るには，どのような心構えが必要でしょう．本稿では，個人開業医に長年勤務してきた経験談も交え，歯科衛生士としての姿勢やチーム医療の在り方について考えてみたいと思います．

　私が今の職場に就職したのは，臨床実習で来たことがきっかけでした．あれからもうすぐ20年が経ちます．ここまで長く勤めることができたのは，スタッフ全員の患者さんに対する誠意ある姿勢，そして，院長をはじめ勤務する歯科医師やスタッフとの人間関係の良さなど，気持ち良く働くことのできる環境が整っているからだと思います．個人開業医では院長の考え方が仕事の面でも大きく影響しますが，当院の院長は歯科衛生士の立場を尊重し，のびのびと働きやすい環境を与えて下さるので，私たち歯科衛生士もチームの一員として，自信と責任を持って患者さんに接することができ，常にやりがいを感じながら仕事をすることができます．

　学生時代の私は，歯科衛生士の仕事に対して魅力を持てずにいましたが，最後の実習先である現在の歯科医院に来て，わずか2カ月間ではありましたが，歯科衛生士の仕事の面白さ，やりがいを初めて感じることができたのです．当院では歯科衛生士の役割が確立され，信頼関係の下でチームが一丸となって患者さんの診療にあたっていました．チーム医療は，歯科医師とスタッフ同士の信頼関係がなくては実行できませんし，信頼関係から生まれる雰囲気の良さは患者さんにも伝わります．そのような環境の中で，先生方の期待に応えたい，患者さんを治したいという気持ちを強く持つようになりました．その時に実感したチーム医療の素晴らしさというものが，これまでの歯科衛生士人生に大きな影響を与えています．歯科衛生士の立場で考えられるチーム医療をまとめると表5-1のようになると考えています．

2 チーム医療の中の歯科衛生士

1）患者さんとの信頼関係の構築

　歯科衛生士の役割は，診療補助や保健指導だけでなく，患者さんが安心して治療を受けることのできる環境を作ることにもあります．丁寧で温かい言葉遣いや笑顔を通じて患者さんに安心感を与え，治療がスムーズに進むよう歯科医師にも患者さんにも配慮を行き届かせることで，患者さんとの信頼関係も構築しやすくなり，チーム医療も行いやすくなります．広い視野で現状を見極め，適切な対応を心掛けることが必要です．

　また最近では，一カ所の医院に長く勤務する歯科衛生士が少なくなってきている傾向にありますが，数カ月ごとにメインテナンスで来院される患者さんにとって，担当の歯科衛生士が度々変わるというのは，決して良いことではありません．長く勤務することで，一人の患者さんを継続して診ることができるので患者さんとの信頼関係も深まり，それが責任ややりがいにもなっていきます．担当の患者さんがメインテナンスのために定期的に来院され，笑顔で帰られるたびに，歯科衛生士としての喜びを実感することができるのです（図5-1）．

2）スタッフの教育

　チームの一員として，勤務しているスタッフ全員が同じだけの知識を持つことは非常に大切です．そのためには，定期的に勉強会を行い，新たな情報や知

表5-1　チーム医療を成功させるための歯科衛生士の心構え

- 誠意を持って，丁寧な言葉遣いと笑顔で患者さんに接する
- チームの一員としての誇りと責任感を持つ
- プロフェッショナルとしての意識を持ち，自己研鑽を怠らない
- 患者さんに安心感を与えられるよう自信を持って接する
- 歯科医師やスタッフとはお互いの立場を尊重し，信頼関係を構築する

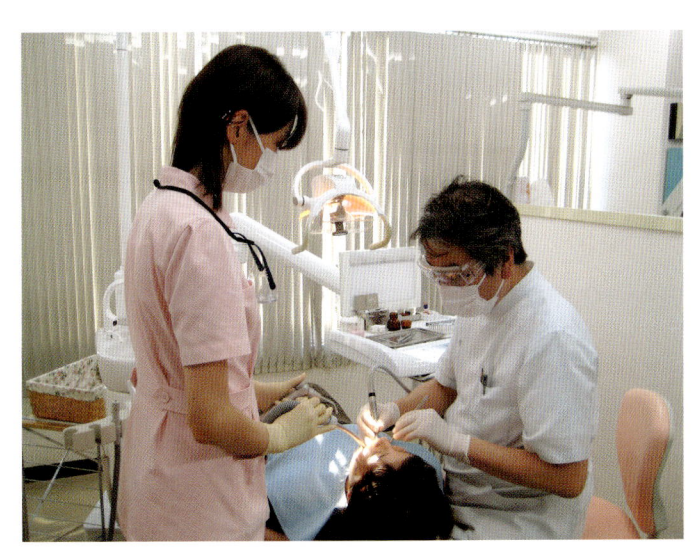

図5-1　診療室にて

表 5-2　歯科衛生士が望む歯科医院とは

・歯科医師やスタッフとのコミュニケーションがとれ，信頼関係が確立されている
　　人間関係によるストレスを感じずに，仕事に集中することができる
・歯科衛生士の役割が確立され，チームの一員として仕事をすることができる
　　責任も大きいが，その分やりがいや喜びを実感しながら仕事をすることができる
・自費診療に対する歩合制の導入（PMTC，ホワイトニング等）
　　自分の仕事の内容によって報酬が変わることで，明確な評価が得られ，励みにもなる

識を共有する時間を設けることが必要となります．

　また，新人の教育を経験の浅い歯科衛生士に担当させることも良い方法です．人に物事を教えることは自分自身の勉強にもなり，責任感や自信も生まれ，歯科衛生士としての意識を高める良いきっかけにもなります．

3）プロフェッショナルとしての意識

　歯科医師やスタッフとの信頼関係がなくては，チーム医療は成功しません．仕事に対するプロフェッショナルとしての高い意識を持ち，お互いの立場を尊重することで信頼関係も確立でき，チームが一丸となった最良の歯科医療を提供することができるのです．このような環境の中で仕事をすることで，歯科衛生士にも責任感が芽生え，仕事に対する面白さややりがいを見出すことができるのではないでしょうか．

3 おわりに

　働きやすい環境を創るには，自分自身の努力も必要です．与えられたことだけをこなしていくのではなく，自分をとりまく環境で何をすべきか，何ができるかを常に考えて行動することが大切なのだと思います．また，公私混同せず，責任感を持って患者さんやスタッフに接することで，仕事に対する意識が変わり，集中して仕事に取り組むことができるようになります．歯科医師やスタッフ，患者さんからの信頼を得ることもでき，やりがいを持って仕事を楽しむことのできる職場になるでしょう（表 5-2）．

　ぜひ歯科医院にとってなくてはならない存在となる歯科衛生士を目指して，スキルアップを続けていただきたいと思います．そして，本稿がその一助となれば幸いです．

（松尾歯科医院　永瀬佳奈）

2. 総合病院のチーム医療と歯科衛生士

1 はじめに

　現在，歯科衛生士が活動する環境は多様化しています．特に高齢者や障害者における対応現場では，歯科医療の必要性も高く，高齢者人口の増加に伴い，歯科衛生士の参画する場面が益々多くなってきています．

　歯科衛生士が活動する環境拡大の目的の多くは，機能分担を重視し，専門性を活かした医療の提供や，口腔ケアをはじめとする歯科医療が医科的対応の一部として有効であることが認知されてきていることが考えられます．高齢者や障害患者さんにおいては，全身的疾患発症後の症状によって対応する医療現場が異なります（図5-2）．その各現場において歯科衛生士に求められる目的や役割が異なるため，歯科衛生士は活動している各医療環境における機能や，対応する患者さんへ何が必要であるかを把握し，それぞれに適した対応法が必要となってきます．

　当院のシステムを踏まえて解説したいと思います．

2 チーム医療の中の歯科衛生士

　当院は，回復期リハビリテーションを有する療養型病院であり，歯科衛生士の役割は，入院患者さんにおける口腔衛生管理から，リハビリテーション的要素を含んだ口腔機能療法です．

　当院で求められる歯科衛生士の役割は以下の内容です．

1）入院患者さんへの対応

　全入院患者さんへの入院時に実施される多職種による合同機能評価への参画，各専門職（理学療法士，作業療法士，言語聴覚士，管理栄養士）からの情報収集・交換と，疾患発症前の口腔および摂食に関する情報を，患者さんやご家族からも情報収集を行った後，歯科医療の必要性を評価し，主治医，ご家族へ説明し，歯科初診の日程を決定します．

　これらの情報を歯科初診時に歯科医師へ伝達し，患者さんやご家族へインフォームドコンセントを行い歯科医療へ繋げていきます．特に回復期リハビリテーション病棟においては，疾患別，障害に合わせ入院期間が異なり，歯科衛生士も参画しているリハビリテーションカンファレンスを通した情報収集と情報提供を1カ月ごとに行い，常に多方向からの情報を詳細に把握します．

2）口腔ケアの対応

　日常生活における口腔ケア時の注意点や方法を病棟看護師や介護士，ご家族へ伝達，助言等を行います．

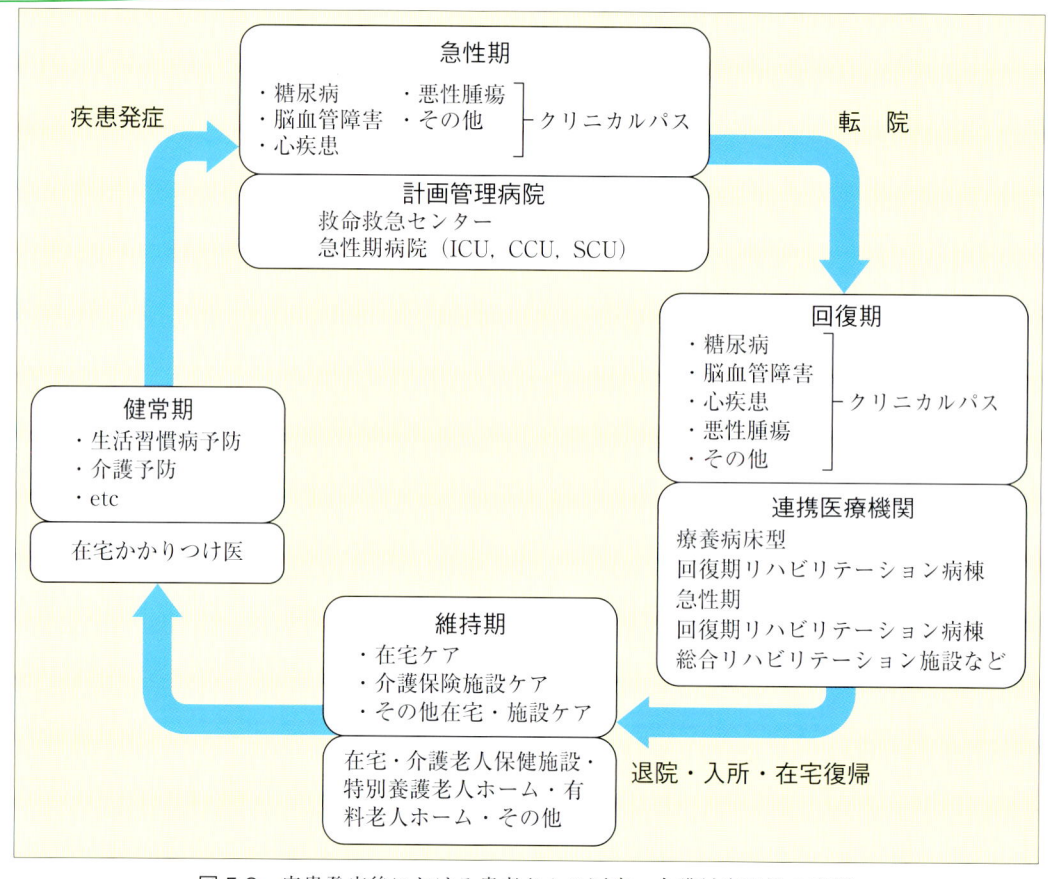

図5-2　疾患発症後における患者さんの医療・介護対応現場の変遷
疾患発症後における患者さんの医療，介護対応現場は急性期，回復期，維持期，在宅期と疾患や障害回復とともに対応環境が変遷していきます．

3）退院後の情報提供

　退院後の患者さんの生活環境に合わせ，各医療職種への情報提供を行うのも歯科衛生士が中心となり実施しています．退院後の生活環境が在宅生活であれば，主介護者へ口腔ケア方法や摂食方法の伝達，指導を行い，居宅介護支援専門員へも口腔に関する情報提供や必要となるサービスの提案を行います．また，在宅歯科医療従事者へ提携を行う場合は，全身的な情報や摂食・嚥下機能を含めた申し送り書を作成し，病診連携を行います．

　退院先が施設等の場合は，施設の看護，介護職員への口腔および摂食に関する情報提供や具体的口腔ケア方法の伝達などを行います．

　このように，病院で勤務する歯科衛生士は，患者さんの病態や障害把握を行うと共に，患者さんやご家族のニーズを把握し，入院期間中における歯科的対応の設定，退院後の生活における歯科受診等，口腔への対応のトータルマネジメント的役割と連携を行うことが重要となっています．

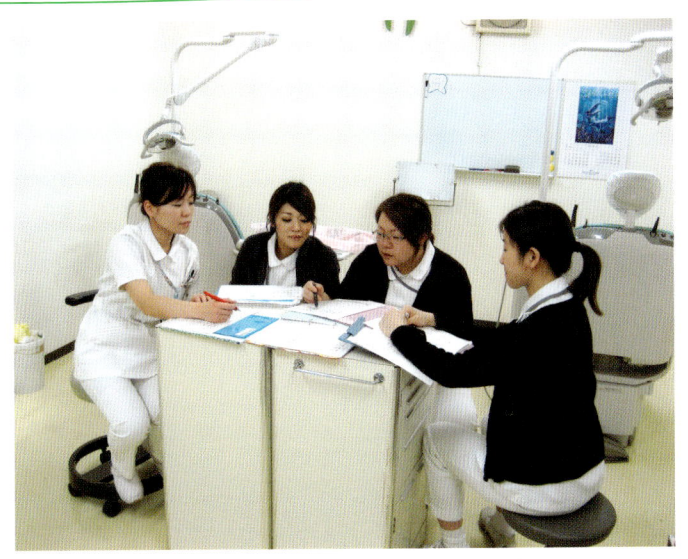

図5-3 歯科衛生士間での情報の共有

3 歯科衛生士間での情報共有

医療現場，特に回復期，慢性期医療においては多職種におけるチーム医療が重要であると広く認知されてきています．

病院歯科においても，多くの医療従事者と協働，協調し専門性を活かした医療を提供します．そのため，歯科，歯科衛生士は院内でどのような役割であるかを明確にすると共に，歯科衛生士間では多職種の役割や医療，福祉に対する共通認識を持つことが必要です（図5-3）．

当院では，歯科衛生士間で週に一度モニタリング日を設定しています．それぞれの歯科衛生士担当患者さんの情報を共有する時間であり，合わせてまた，院内の情報や伝達事項を検討する場でもあります．具体的には，入院期間や障害程度，リハビリテーション実施期間，具体的歯科治療予定を歯科衛生士全員がある程度把握します．それぞれの歯科衛生士担当患者さんの情報を共有する事は，安全で効率の良い診療体制を整えることに繋がります．患者さんの担当外の歯科衛生士が歯科治療時のアシスタントを行う場合も多いため，安全に車いすからチェアーへの移乗や，歯科治療時の誤嚥予防など，様々なリスク管理を行うのも歯科衛生士の役割の一つです．

また，歯科衛生士が実施する口腔機能療法や摂食機能療法の実施計画を全員の歯科衛生士で検討することで，手技の検討，確認を行うことが可能となります．

4 患者さん中心の歯科医療

当院においては口腔ケア，口腔機能療法は，摂食・嚥下リハビリテーションや医科的対応の一つとして重要となっています．しかし口腔ケアや口腔機能療

法に関するEBMが少ないことも現状であり，この様な中で適切な歯科医療，ケアを提供することが重要です．

　そのためには，常に「患者さん中心の歯科医療」を念頭に実施することが重要です．当院は入院患者さんの対応が中心であるため，患者さんの生活場面である，食事等の状況や，障害回復に伴う精神的問題等を常に確認，把握を行い，それらの対応の中に「何を」「いつ」「どのように」歯科衛生士が関わり，歯科医師と適切な歯科医療を提供するのか，ということを最も重要としています．

　患者さんがどの生活場面においても「患者さん中心の歯科医療」を目指すことを歯科医師，歯科衛生士や他のデンタルスタッフとともに構築することが理想的な歯科医院ではないかと考えます．

（社会医療法人若弘会　わかくさ竜間リハビリテーション病院　伊藤　美季子）

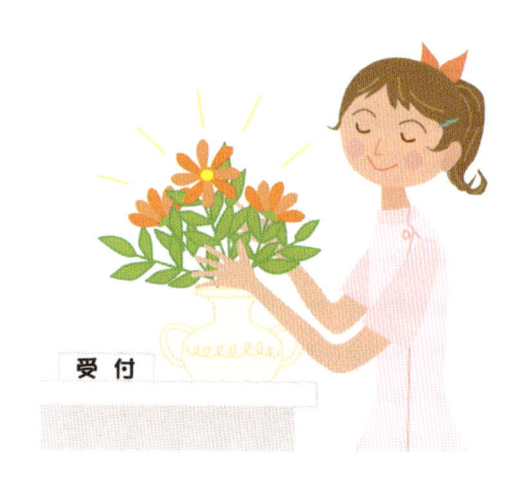

3. 患者さんの笑顔のために！！

1 歯科医院とのかかわり

　歯科医院と歯科技工所（外注ラボ）のかかわりについての問題点は，その多くがチーム医療としての責任を持てていないと言うことです．患者さんの口腔内は，私たち歯科技工士，歯科医師，歯科衛生士がチームとして一人の患者さんの口腔内に責任を持って連携することがとても重要なのです．しかしチーム医療として機能していない現状も見受けられます．各自の役割を的確に果たしチームとして連携することが大切なのです．なぜチーム医療が大切かということを歯科技工士の立場で述べていこうと思います．

　図5-4の三角形の中心に患者さんが入ります．この三角形がとても大切になります．

2 チーム医療の中の歯科技工士

　私は，現在の職場である歯科技工所を開業する前に歯科医院に付属する院内技工所に勤めた経験があり，そこでは日頃から医院内で歯科医や歯科衛生士さんと補綴物に対してよく話し合いをしていました．しかし，開業してからは歯科技工指示書（図5-5）だけが患者さんの情報を得る唯一の手段になってしまいました．歯科技工士は，歯科医院から模型（図5-6）と同時に預かる歯科技工指示書によって補綴物を作るのが仕事です．実はこの歯科技工指示書の内容がとても大切なのです．

　近年では，インプラント技工など専門的でとても複雑な作業も増えてきていますので，それに対する記入事項も多くなりとても書き記せない場合いが多々あります．その様な場合，私は電話やメール，デジタル画像で対応させて頂いています．同時にできる限り歯科医院に出向き，直接先生や歯科衛生士さんと

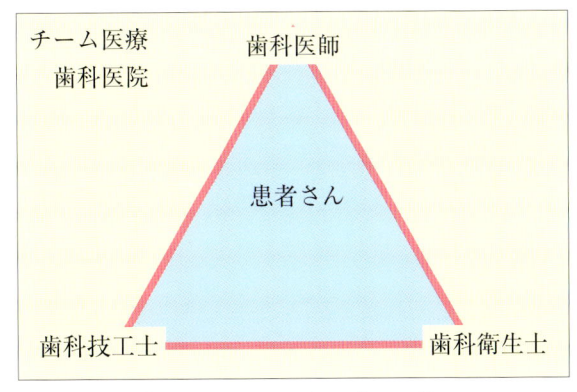

図5-4　デンタルトライアングル

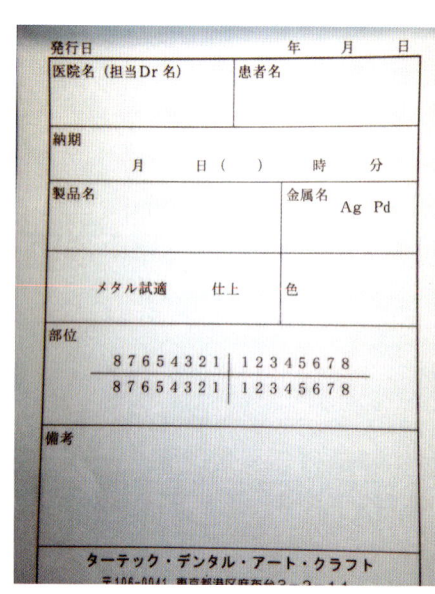

図5-5　歯科技工指示書

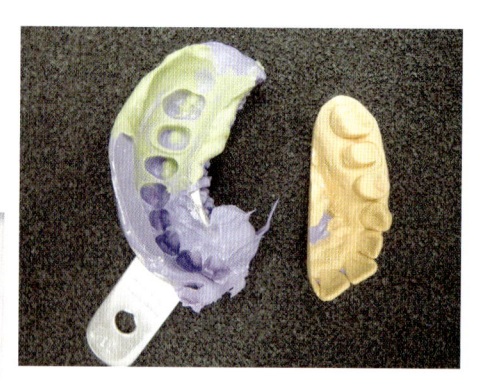

図5-6　シリコン印象と石膏模型

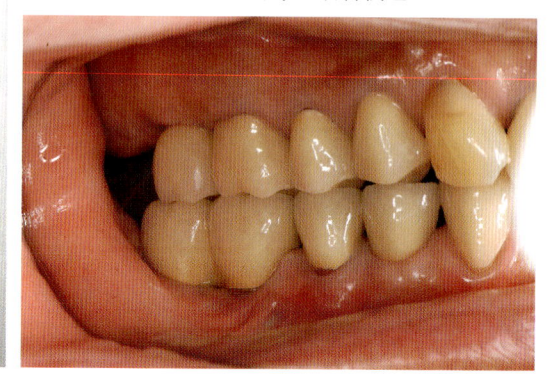

図5-7　SETされた補綴物

　コミュニケーションを取り，できるだけ多くの情報を得るようにしています．時には直接患者さんとお話させて頂き，患者さんからも情報を得るようにもしています．そうすることで，患者さんの要望を取り入れた個々にあったより良い補綴物（図5-7）を製作することに繋がるからです．つまり歯科医の治療，歯科技工士の補綴物製作，歯科衛生士のメンテナンスとチーム医療ができることによって，患者さんの一口腔内で補綴物が機能し，違和感無く長く使って頂けるわけです．そのために最善を尽くさなければいけないのです．

　歯科医療は，補綴物をSetしてしまうと，患者さんはそこで終わったと思いがちですが，そこで終わりではなく，そこからがスタートなのです．いくら違和感無く製作しても，残念ながら人工物なのです．口腔内はとても繊細なので，メンテナンスのために定期的にきちんと歯科医院に来院して頂き，経過観察をしていかなければいけないのです．それと，患者さん本人の口腔内に対する意識向上と患者さん自身が行うメンテナンスもとても大切になります．そこで初めてデンタルトライアングル（図5-4）が完成するのです．

　歯科技工士として大切なのは，自分が製作した補綴物を，患者さんに口腔内で使って頂き，機能的にも審美的にもそして精神的にも喜んで貰わなければ意味がないのです．ただし，中には治療内容や費用的に難しい物もありますが，できるだけ望むもの近づけてあげることで喜んで頂くように心掛けています．この誠意が伝われば，患者さんの笑顔に繋がるのではないでしょうか．

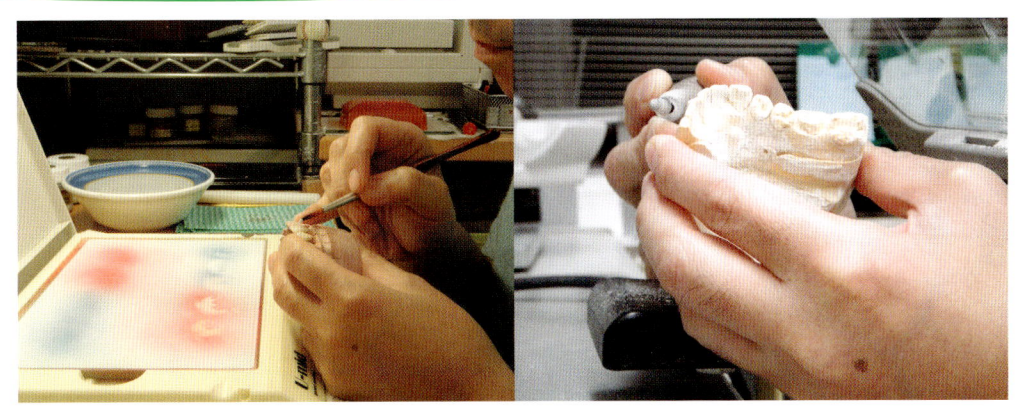

図5-8　陶材を築盛（左），作業模型製作（右）

3 これからの歯科技工士とは

　最近，特に若い技工士がとても減ってきている現状を耳にする事が多々あります．それには，いくつかの理由があると思います．

　まず，労働時間が長いこと，すべての補綴物が一つとして同じ物がないパーソナルハンドメイド（図5-8）のためにそれに対する時間が掛かってしまうこと，それに見合った賃金が頂けないことなどがあげられます．次に独立開業するには，かなり経験を積まなければいけない．これらが原因で若手の歯科技工士がまったく違う業種に転職してしまうことも多々あります．しかし，こういった若者を歯科業界から離れない様にするには私も含め，現在，臨床の現場で頑張っている歯科医師や歯科技工士，歯科衛生士が魅力のある仕事をしていなければいけないのです．現在，私の歯科技工歴は19年になりますが，その間何度も挫折を味わいながらその度に沢山の先生や先輩の歯科技工士の方達に指導して頂き，そして助けて頂き，現在の私があると思います．

　しかし，まだまだ至らないことや分からないことが沢山あるため，専門誌を読んだり研修会に出たりして日々精進しています．でもこのような積み重ねや経験が次に繋がり，患者さんにとって最良の製作物を提供できると考えております．

　最近では，自分より若い歯科医師や歯科衛生士さんとも会う機会が増えてきて，技工作業について色々と質問などをされたりする様になりました．私が知っていることであれば，その場で必ず話をする様にしていますが，お互いで分からないことがあれば一緒に調べて解決する様に心がけています．そうすることによってチームとしての信用，信頼を築き上げ，互いのレベルUpに繋がり，そして何よりも一番は患者さんの素敵な笑顔に繋がると思います．これからもチーム医療の一角を担う一人として，私自身も日々精進して行きたいと思います．

（ターテック・デンタル・アート・クラフト　代表　津久井貴光）

第6章 教育の現場から

1. これからの歯科医師に求められること（大学歯学部）

1 はじめに

　筆者は1978年に大学歯学部を卒業し，大学院を経て現在まで大学人として歯科保存学をベースに2000年までは歯科医師と歯科技工士，2000年から2004年までは歯科臨床研修医，2004年からは4年制歯科衛生士の養成にかかわって来ました．本稿では，過去30年間にわたり歯科専門職の教育に従事した経験を通して，歯科医師およびその教育に求められることについて私見を述べたいと思います．

2 臨床実習の実質化と国家試験での実技試験の復活

　わが国における歯科医学教育の歴史の中で，2004年からの歯科医師臨床研修の必修化や2005年からの共用試験の正式実施などにより教育システムは大きく変革しました．しかし，学生の臨床能力の低下の原因は臨床教育，とくに患者を直接担当して治療を行う診療参加型臨床実習が形骸化してしまったことによるといっても過言ではないでしょう．医療保険制度上学生患者に治療費のメリットが与えられないこと，無資格診療の問題や患者の権利意識の変化などによる学生患者の減少が理由にされています．しかし，日本以外で診療参加型実習が行われていない国はありません．私が学生時代に経験した診療参加型実習を行っている大学は国立大学法人でもいまや数校と聞いています．

　国民に対して安全で安心な医療提供のためには，卒前の臨床実習の実質化は大学の責務です．歯科医師臨床研修で行われていることがどうして卒前にできないのでしょうか．その問題を少しでも打開するために，現在では臨床実習に出る前に共用試験（CBT, OSCE）が行われています．本来，臨床実習に協力していただく患者確保と，実習生の質的担保のために国家試験の予備的試験として始まったものです．共用試験導入によって，医療面接や科目横断的な統合的実習が行われるようになった点は評価できます．しかし，当初から懸念され

ていました共用試験を目的化した臨床基礎教育が行われるようになり，共用試験合格のための基礎実習に重点がおかれたカリキュラムが目立つようになりました．依然として診療参加型実習に踏み切る大学は見当たりません．患者に対する臨床技術の修得は，歯科医師免許取得後ということで臨床研修医制度が義務化されました．臨床研修医になって初めて患者に麻酔をしたなどはよく聞かれる話です．しかし，大学病院や協力型施設の指導歯科医は日常診療を行いながら研修医の指導に大変苦労をされています．研修医自身も希望と不安の入り交じった極めて不安定な状況におかれていることも事実です．

　1984年から，歯科医師数の抑制という日本歯科医師会からの歯科医師需給に関する政策提言に端を発した入学定員の削減と，国家試験の合格基準の引き上げは歯科界では大きな話題となっています．歯科医師国家試験はかつて筆記試験と実技試験が行われていましたが，1982年に実技試験は廃止されました．私は模型や抜去歯を用いた実技試験を受けた世代です．当時は実技試験のためにずいぶん時間をかけて自己練習し，指定された時間内で窩洞形成，ワックスアップ，歯型彫刻，人工歯配列，根管口明示などが行えるように処置の正確さとスピードアップをめざしました．実技試験の存在のおかげで全国の歯科学生の技能レベルの均一化を図ることができたのです．その後，実技試験の復活を図る調査研究が行われましたが，その機運は立ち消えになっています．医療系国家試験は知識，技能および態度が総括的に評価されるべきものです．歯科医師の資質にかかわる問題として卒前臨床実習と国家試験，さらには免許更新を含めて自動車免許制度並に整備する必要があると思います．

3 患者に驚きと感動を与える基本治療の提供

　筆者の専門である保存修復学分野の過去30年間を振り返ってみると，う蝕治療は革新的な発展を遂げました．近代歯科医学の歴史の中で接着歯学とう蝕学の発展により修復学の概念はすっかり変わり，21世紀に入ったこの10年間でミニマルインターベンションの概念がかなり浸透してきました．とくにわが国の臼歯部修復ではアマルガム修復はその歴史を終え，接着性コンポジットレジンに座を譲り，日本特有の金パラのメタルインレー修復に対しても1級および2級修復はコンポジットレジン修復を選択するように推奨されるようになりました．接着性コンポジットレジン材料は，予防材料から全部被覆冠を含めた直接・間接修復材料として幅広く用いられています．修復窩洞もダウンサイジング化し，麻酔を使わない無痛的修復が可能になっています．昔からう蝕治療に対する「痛くなく，早く，安く，きれいで，長持ちする」という国民の望みはほぼ実現しています．このような治療を提供することによって患者に驚きと，感動と，高い満足感を与えることができます．

　もっと大切なことはレジン充塡，根管治療，歯周基本治療，クラウン，義歯，普通抜歯など基本的な処置が教科書レベルに施すことができることです．それ

には何事も最初が肝心です．例えばラバーダム防湿なしで根管治療は上達しません．歯科処置に便法はありませんのであせらず時間をかけて基本を修得することです．それによって院内スタッフや患者から高い信頼が得られるようになります．若いうちから経営セミナーやインプラントセミナーの参加も良いですが，基本処置がしっかりできるようになってからにするべきでしょう．他の同業者に負けない得意なものを持つことも大切です．研究マインドを持った臨床医になっていただきたいと思います．そのためには大学院進学が最も近道でしょう．

4 コ・デンタルの現状への理解

　自分自身も含めて歯科医師は，コ・デンタルに対する理解が乏しいと思います．近い将来，歯科技工士不足は深刻なものになります．労働環境が劣悪なために20代の歯科技工士の8割が離職していること，歯科技工士会会員の高齢化が進んでいること，歯科技工士学校のほとんどが定員割れを起こして，学生募集を停止する学校が相継いでいるという現状をご存知でしょうか．歯科医療を支えるファミリーの窮状にしっかりと目を向けて打開策を共に考えなければなりません．医薬分業と同じように歯技分業も考える必要があるかもしれません．

　最近ではインターネットを通じて，歯科技工物の海外委託が行われています．補綴物が雑貨の扱いとなっているために国として現在のところ規制はないそうです．歯科医師は患者へ技工物が海外で作られることの情報提供を行い，理解と同意が得られることが条件とされています．しかし，歯科技工士法や良質な歯科補綴物等を供給するための厚労省通知が存在しながらこのような実情を国民が知ったらどうでしょう．超高齢社会を迎え，欠損補綴装置需要の絶対数は確実に増えるでしょう．しかし，そのときには製作する日本の歯科技工士がいないのです．そのような危惧は10年以上前から技工士学校の教員からうかがっていました．その対策としてチェアーサイドでセラミックインレーやクラウンが即日に作製できる歯科用CAD/CAMを1996年から導入し，研究を進めました．2001年には高度先進医療の認可を受けて附属病院にCAD/CAM外来を開設しました．当時は歯科技工士の仕事を横取りする装置とされていましたが，将来，必ず歯科技工士を助けるものになることを説得しておりました．最近になってオールセラミッククラウンが話題となり，ようやく理解されるようになりました．歯科技工のIT化は若い歯科技工士にとって魅力的であり，離職に歯止めがかかるかもしれません．インレーやクラウンの単独歯冠修復は歯科医師がチェアサイドでCAD/CAMを活用し，それより大型の技工物を歯科技工士にお願いする形が現実的な対応の一つと考えています．

　一方，歯科衛生士は2008年現在の登録者数は216,277人，就業者数は96,422人でその9割が歯科診療所に勤務しています．新卒者の求人倍率は12倍とも

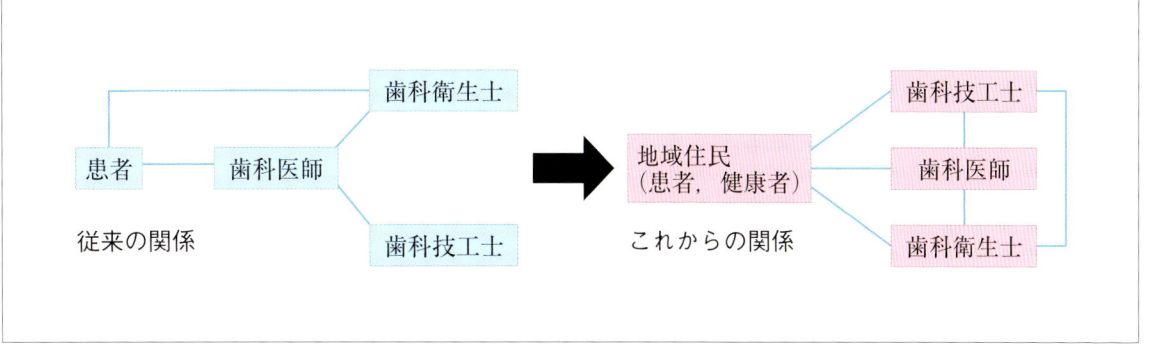

図6-1　口腔保健専門職のこれからの関係

いわれ，人気が高い一方で，約160校のうち7割（2008年度）の養成校が入学者の定員割れを起こしているという皮肉な状況にあります．優秀な歯科衛生士の存在は，医院経営に大きな影響力をもっています．2010年までにすべての養成校が3年制以上になります．筆者の大学では，2004年に歯科衛生士と社会福祉士の養成を合わせた4年制の学士課程がわが国で初めて開設されました．2008年には大学院修士課程が設置され，さらに2010年4月からは博士前期課程（2年）と博士後期課程（3年）が設置されました．医療，保健，福祉に精通し，他職種との有機的連携を諮ることのできる人材，行政職，研究者，教育者などを輩出することによって，歯科および歯科以外への業務拡大を図り，歯科に対する新たな需要を掘り起こすことができるものと期待しています．このように歯科衛生士の高等教育化はようやくコ・メディカルに追いつきました．この流れは大学附属養成校を中心にしばらく続くものと思われます．

5 おわりに

　歯科医師，歯科技工士および歯科衛生士の3者が対等な関係でそれぞれの専門性を発揮し，情報交換し合うチーム医療を構築できるか否かは歯科医師の姿勢にかかっています．う蝕の減少は新たな歯科の展開をもたらし，旧来のDRILL and FILLの歯科医療は成り立たなくなることはすでに周知のごとくです．病者中心から，健康者が健康を長く維持できるように支援することを取り込んだ健康科学としての歯科医療の取り組みが必要です．それには歯科衛生士の役割が増々重要になってきます．今後の医療環境の変化に対応するためには，護送船団方式の組織や政治家に頼って「どうなる」という受け身では新しい展開は難しいのではないでしょうか．われわれの本当の味方は地域住民であることを忘れてはいけません．地域住民の声が人を動かし，国を動かすのです．「患者」と「歯科医師」の関係から「地域住民」と「口腔保健専門職（歯科医師，歯科衛生士，歯科技工士）」の関係（図6-1）に立脚して，国民の「食べる」，「しゃべる」というニーズに耳を傾け，歯科医療の費用対効果を意識しながら，歯科保健・医療・福祉の提供を「どうする」という地域基盤の能動的発想を

持ち続ければ歯科の未来はバラ色になるでしょう．歯科医師，歯科衛生士および歯科技工士のチームワークで敗者復活ならぬ歯医者復活をめざそうではありませんか．

（新潟大学大学院医歯学総合研究科　口腔生命福祉学講座　口腔保健学分野　福島正義）

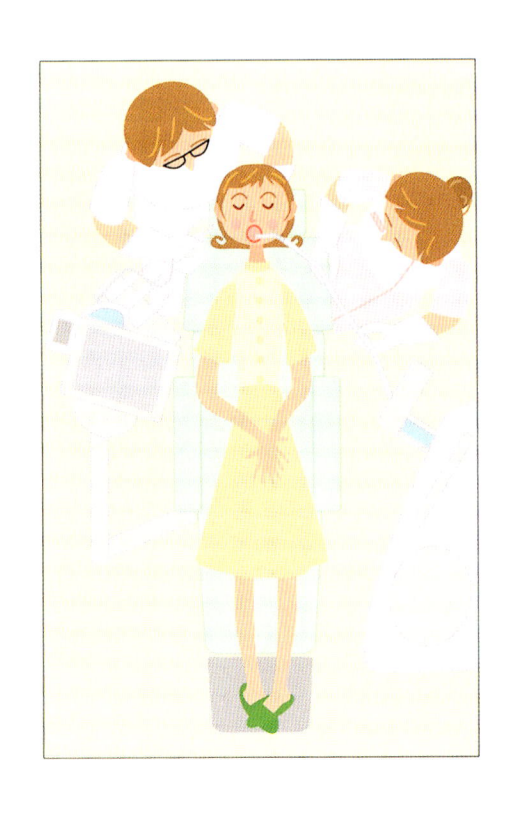

2. これからの歯科衛生士に求められること

1 はじめに

　現在の歯科衛生士教育では，歯科診療補助だけでなく，歯科衛生士が自主的に活動できるような内容を組み込んでいます．具体的には，対象とする人びとのニーズ判断に基づいて歯科衛生介入計画を立てたり，実施，評価までの流れ（歯科衛生過程と呼んでいます）を実践できるような内容です．従来は，歯科医師の治療計画の中で，歯磨き指導をしたり，歯石除去を行うことが多かったですが，さらに歯科衛生士という専門職として，自立して行動できるような能力が大切であると考えるからです．

　歯科診療の補助は，医療行為の一部を担当したり，患者さんの安全確保や安心して治療を受けられるような環境の保持のため，とても重要な業務の一つですが，それだけではなく，歯科衛生士として，社会のニーズや人びとの健康づくりに寄与できる視点を身につけるということです．

　図6-2は，歯科衛生士が有する技術を，歯科医師の指示に従って提供するという図です．ここには，歯科衛生行為を行うのためのアセスメントや歯科衛生士の判断が入り込む余地はありません．患者さんを生活者としてとらえ，その生活背景や健康観などを重視した働きかけをするには，歯科医師の診断と並行して，歯科衛生士としての判断が必要となります．たとえば，患者さんは歯磨きをしているにもかかわらず，繰り返し同じような指導を受けることに疑問を感じることもありますので，そこに歯科衛生の内容を検討する視点が必須で

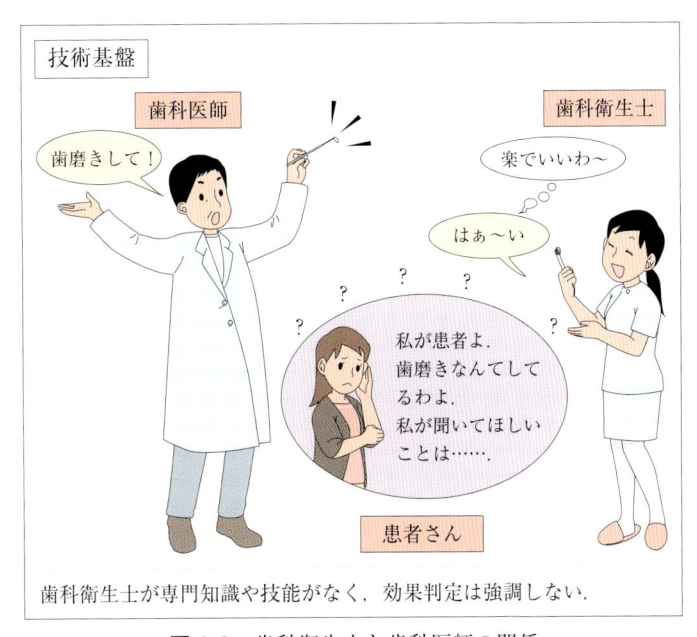

図6-2　歯科衛生士と歯科医師の関係

す．歯科衛生士が，歯科医師に指示されたことのみを業務として遂行するのは楽で良いかもしれませんが，歯科衛生士としての専門性を発揮することはできません．また，自分が判断して，実施した歯科衛生行為について，効果を測定して，次のステップに進むような活動を考える必要もあります．

2 人びとのニーズの把握

歯科保健医療福祉サービスの高度化，多様化が進む中で，歯科衛生士の資質の向上，歯科衛生業務の内容の充実が求められるようになりました．このことに対応するためには，以下に述べるような点を認識することが大切でしょう．

人びとは，生涯にわたって，自分の歯でおいしく食べ，楽しく会話でき，生き生きと暮らすことを望んでいます．しかし，歯科保健に関連する"顕在していて，本人も意識しているニーズ"がある場合と，"潜在するニーズ，つまり本人が気づいていないニーズ"がありますので，これらのニーズを的確に判断して人々の希望をかなえるために対応を検討します．

人びとの健康意識の向上，高齢社会への対応，治療から予防への発想の転換，健康づくりなどの視点から考えることが，歯科衛生士にとって，とても重要であり，大きな課題です．

1）健康意識の向上の裏側にあるニーズ

人びとの健康意識が向上したことによって，食後に歯を磨く人やその歯磨き回数は増えるなど，保健行動*は改善しているものの，歯周疾患の罹患率は高い現状があります．また，口腔乾燥，口臭，義歯が合わない，歯の色に対する悩み，インプラントのケアなどについて，対象とする方が抱える問題が多岐にわたります（参考：平成17年歯科疾患実態調査）．

2）高齢社会への対応

高齢者は，自立している方も多いですが，要介護の方もいます．自立高齢者には，介護予防の視点からの支援や定期的な歯科受診が必要です．また，「味を感じなくなった」，「口の中の感覚が依然と変わって心配」，「口の中が渇いた感じがある」などの訴えを聴くこともあることから，何が原因なのか，服用中の薬があるか，摂取水分量はどうかなど，幅広い視点から情報を収集することが必要です．

要介護の方では，疾患の影響で，口腔機能の問題を抱える場合やセルフケアができないことに起因する問題もあります．

3）治療から予防への発想の転換および健康づくりの支援

人の歯の喪失原因は，う蝕と歯周疾患がほとんどといっても過言ではありません．いい換えれば，この疾患が予防できれば，一生，自分の歯を保つことが可能となるということです．また，乳幼児期からの口腔機能の発達について，サポートすることによって，防げる問題も多々ありますが，いろいろな場で，歯科衛生士が機能の育成や疾患予防の視点をもって活動を展開すれば，人びと

*保健行動（健康行動）：生活行動の中で，健康づくりと関連した行動のことです．

> ○健康行動の改善の理解
> ○高齢社会への対応の理解
> ○治療から予防への発想の転換
> ○健康づくり支援の視点の涵養
> ○専門性の発揮

図6-3 歯科衛生士に求められること Ⅰ

の歯や口に対する問題の多くは解決できます．

4）入院患者の専門的口腔ケア

セルフケアができる入院患者さんは多いですが，高度脳機能障害などで，セルフケアのできない方もいます．看護師などが口腔ケアを行っている病院もありますが，歯科教育を十分に受けているわけではないので，口の中の健康状況などの判断が適切にはできないことも多く，器質的ケアや機能的ケアは十分には行えない現状があります．ここにも，歯科衛生士の本領を発揮できるニーズが多くあります．

5）専門性の発揮

このような状況の中で，国民は歯科関連職種に対して期待を寄せています．そこで，歯科衛生士としては，すべてのライフステージにある人びとの健康づくりにかかわるという発想から，活動を展開することが専門家としての任務となります．

以上のように考えると，歯科衛生士教育の課題が見えてきます．人びとの歯や口の健康に対する認識などを理解して，問題を見つけ，解決法を考えられる能力を涵養することが重要であると考えられます．歯科医師の指示を待つのみでなく，歯科衛生業務を展開するための判断能力など，必要とされる能力について，図6-3にまとめました．

3 歯科衛生業務に必要な能力

歯科診療は，歯科医師を中心とした「チーム医療」として行われていますが，現在では患者さんを中心として，それぞれの専門性を発揮することこそ重要であると考えられるようになりました．私たち歯科衛生士は，人びとが日常生活の中で，望ましい健康行動がとれるようなスキルの開発や，病気になる前に適切なセルフケアが行えるような支援を行う視点を持って活動することが必須です（図6-4）．

＊ 保健指導の例をあげてみましょう．

従来の保健指導では，歯磨きの仕方を伝えることや，O'Leary の Plaque Control Record（PCR）の値を下げることのみを目指していた感が拭えません．

○自立して行動する
○ニーズ判断のための問題発見・解決能力を身につける
○思考過程を身につける
○コミュニケーション能力を向上させる
○信頼関係を構築する

図6-4　歯科衛生士に求められること　Ⅱ

　来院する患者さんすべてに対して，歯垢染め出し剤を使い，プラークの付着部位に注目して，指導を行ったことは，知識や技術の普及の時代では必要なことでした．しかし今では，磨けていないのは何故なのか―方法がわからないのか，時間が取れなかったのか，磨けない事情があったのか―などを確認することを考えます．

　また，知識や技術があっても行動しない，できないことがあったり，繰り返し指導を受けているのに，行動変容に結びつかない事例などがあることから，人の行動を変容するために行動科学の理論を活用する必要もあります（表6-1）．

　歯科衛生士は，さまざまな行動理論を活用して，対象者の行動変容を支援する役を担います．この理論は単独で使用するだけではなく，組合せて活用することもあります．

　ニーズ判断を行うための問題発見・解決能力は，コミュニケーション能力や信頼関係を構築することとも関係します．プラークがあるから除去するということにとらわれず，隠れたニーズを判断するため，対象とする方の話を傾聴し，また丁寧に観察して，磨けていない原因や理由を見つけ出します（アセスメント）．このアセスメントに基づき，歯科衛生診断を行ったうえで，活動計画を立てて，実施，評価するという思考過程を重ねることで，対象者の行動をよい方向に変容できるように働きかけます．

　むし歯や歯周病は生活習慣病です．そのため，治療よりも予防，さらに，本人自らが生活習慣を改善することが大切であり，正しい生活習慣やセルフケアを実行するための専門的な支援（指導）が不可欠です．

　そのため，歯科保健指導は，幼児期から高年期までの各ライフステージにおいて，また，健康な人，病気や障害のある人など，すべての人に必要な支援です．その中で，歯磨きを中心とした歯口清掃法の指導は，セルフケアのスキルアップを専門的に支援する大切な仕事です．

　最近では，食物の組合せ，食べ方や噛み方を通した食育，高齢者や要介護者の咀嚼や飲み込み力を強くする摂食・嚥下機能訓練も新たな歯科保健指導の分

表6-1 健康に関する行動変容や維持に関する行動科学理論

1. キャッスルとコブによる保健行動の分類
   - 健康な段階
   - 自覚症状はないが病気に敏感になっている段階
   - 自覚症状はあるが，まだ診断されていない状態
   - 診断によって明らかになった疾病段階
   - 治療段階
   - 治療後の治癒，慢性化あるいは死の段階
2. ローゼンストックの保健信念モデル（Health Belief Model）
   保健行動の因子として，客観的な病気の脅威や対処行動の有用性でなく，対象者自らの脆弱性と重大性に対する基本的な信念から解明しようとしたものです．
3. バンデューラの社会的学習理論
   行動は結果や効果に対する「期待」と「動機」によって決定されるとしています．とくに自己効力感*が，対処行動を維持できるかどうかを決定するとしている．
   *自己効力感：自分は，その行動をうまくやることができるという自信．
4. グリーンのプリシード・プロシードモデル（ミドリモデル）
   個人の社会心理的要因に加えて，さらに環境因子との関係性にまで広げた健康教育の立案モデル．
5. プロチャスカの段階的変化モデル
   無関心期 ⇒ 関心期 ⇒ 準備期 ⇒ 行動期 ⇒ 維持期
   無関心期：6カ月以内に生活習慣を変える気がない
   関心期：6カ月以内に生活習慣を変える気がある
   準備期：1カ月以内に生活習慣を変える気がある
   行動期：生活習慣を変えて6カ月未満である
   維持期：生活習慣を変えて6カ月以上である
   それぞれの時期に応じた働きかけかたを考える

野として注目されていますので，専門的知識や訓練法を身につけることも心がけるとよいでしょう．

歯科衛生士として社会で働くうえで求められる基本的なことは以下のとおりです．
- 豊かな人間性を有していること
- 倫理観を持って行動すること
- 実践能力を高めること
- 実践した結果評価ができること

言い換えれば，専門家としての自覚を持って，生涯にわたって向上する意欲のあることでしょう．

4 対象者が主役となるかかわり方を

歯科衛生士に対する時代の要請は，その業務を遂行することによって，人びとの生活の質の維持，向上に寄与することです．

健康のとらえ方は，人によっても，世代によっても多様です．若い世代の人は病気のないことを健康ととらえることが多い反面，中高年以降では，生活そのものとの関連，つまり，おいしく食べられる，楽しく暮らせる，友達と愉快

に話せるなどの事項を重視して，健康をとらえる傾向があります．歯科衛生士には対象とする人びとの健康観や価値観，希望などの違いを意識したかかわりをすることが大切です．

専門家主導の働きかけではなく，対象とする人が主役，健康学習，自ら行動変容できるような支援をする時代へと移行したことも認識して，今後の活動を展開していくことが専門職としての役割でしょう．もちろん，歯科保健医療チームの一員としての立場を理解して，連携・協働することが不可欠であることは言うまでもありません．

歯科医師の指示のみで行動するのではなく，歯科衛生士が専門家として，輝いていられるように，人びとの健康づくりに寄与できるよう活動しましょう．

（東京医科歯科大学歯学部口腔保健学科成人口腔保健衛生学分野　遠藤圭子）

参考文献
1) 松本千明：やる気を引き出す8つのポイント 行動変容をうながす保健指導・患者指導，医歯薬出版，東京，2007．
2) 松本千明：保健指導・患者指導のための 行動変容 実践アドバイス50，医歯薬出版，東京，2009．

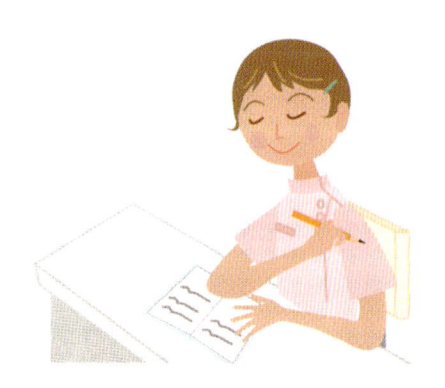

3．これからの歯科技工士に求められること

1 チーム医療の中で共通認識を持とう

　近年の補綴物は，長期にわたり機能性と審美性を維持することは当然の必要条件でありますが，口腔内の健康に為害性を与えずに，快適な日常生活を営める（QOLの向上）という条件も求められています．

　歯科技工士のスタイルは，従来の補綴物を製作して納品すれば仕事は終わるという時代は終わりつつあります．これまでは，チェアーサイドとラボサイドはあまりにも遠く離れた位置にいました．すなわち，患者さんを中心とする歯科医師と歯科衛生士によるチーム医療から離れた位置に置かれた歯科技工士でしたが，積極的にチーム医療に参加し，患者さんに関するチェアーサイドの情報を補綴物に反映させることが必須の時代になってきています．そのために歯科技工士は，チーム医療の内側に入るように技工士自身が意識を持って，患者さんを中心として歯科医師，歯科衛生士および歯科技工士がコミュニケーションを図っていく能力が求められています．そこで，積極的に歯科医院に足を運び，実際に患者さんの口腔内を見る機会を作り，歯科医師，歯科衛生士と共通の認識を持つことによりコミュニケーションの第1歩が始められるのではないでしょうか（P.5 図1-1 参照）．

　歯科技工士が製作する補綴物は，その患者さんのためにオーダーメイドで製作をしていきます．例えば，前歯部補綴物の製作の依頼がきた場合，直接患者さんの顔をみて，肌の色，目の色，髪毛の色，残存歯の色調，歯肉の状況など観察することにより客観的な情報をより補綴物の製作に効果的に活用することができるわけです．すなわち，患者さんから歯科技工士の顔が見える歯科医療になるわけです．さらに，歯科技工士は歯科医師の指示のもとに補綴物の製作を行うわけですが，歯科医師の治療方針に対して歯科技工士は，補綴物を製作する立場として材質，形態および設計など相互に情報を共有して話し合いを進めていくうちに，お互い気がつかなかったことや曖昧だったことなどが明確に確認することができるようになってきます（図6-3）．

　納品した補綴物は，メインテナンスを通して経過観察されています．技工士はリコールを常に考えた補綴物の製作を考えていかなければなりません．技工指示書が出される前に歯科医院でどのような治療行為が行われているのか，また，患者さんの個性（性格）や要望などをチーム医療として相互に情報交換を行い，より理解を深めたうえで生体情報を補綴物の製作に反映することにより，良質な歯科医療行為が行われ，患者さんは満足が得られ，快適な日常生活が営めることになります．

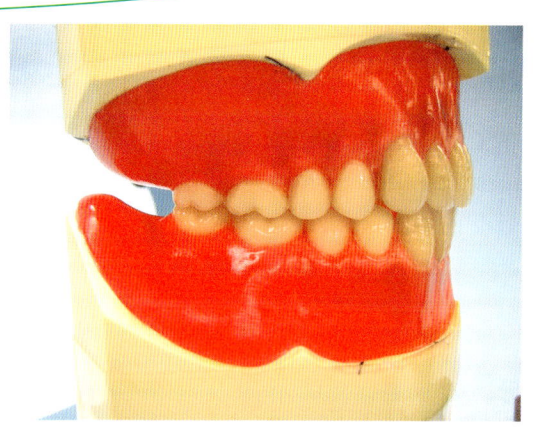

図6-3 実習製作物

2 歯科医療に関する幅広い知識

　患者さんを中心とする歯科医師，歯科衛生士および歯科技工士のチーム医療を円滑に進めていくためには，歯科技工士は，技工の技術のみの追求ではなく，口腔内全般の専門知識および治療方針などチームとして共有することが必要となってきます．具体的には，補綴物と歯周組織は密接な関係があり，歯科技工士が歯周組織に関係することを理解することから始まり，補綴治療前後の処置に関する知識を持つことも必要となってきます．歯周治療の目的，歯周病の原因とその進行の仕方，補綴前処置として歯周外科処置などの知識を得ることにより作業用模型から歯周組織がイメージできるようになるでしょう．補綴物の形態は，歯周組織に大きく影響を及ぼします．マージンの形状や適合状態は予後に影響するため歯周組織にあった補綴物を製作して行かなくてはなりません．そのために歯周組織の状況を判断して補綴物の製作に生かせるような歯科技工士になっていく必要があるのです（図6-4）．

　また，エックス線写真の読み方などもチーム医療の一員として歯科医師とディスカッションを行ううえで最小限のエックス線の知識が必要になってきます．エックス線写真から生活歯と失活歯，補綴物の適合，歯の解剖学的特徴など，特に補綴物製作時に重要な事項について理解できるようにしておくことにより術前，術中および術後の経過観察と治療の一貫した流れをラボサイドにおいて把握することが可能になります．エックス線写真を媒体として治療の全体を把握することで，いままで気づかなかった事柄や技工士には関係ないとしていた事柄が，じつは補綴処置を成功に導くためには大変重要なこととなってきます．

3 これからの歯科技工士

　歯科技工士として「ものを作ることが好きだから」だけでなく「人のためになること何かしたい」という気持ちが生まれてくると，患者さんの口腔内に補

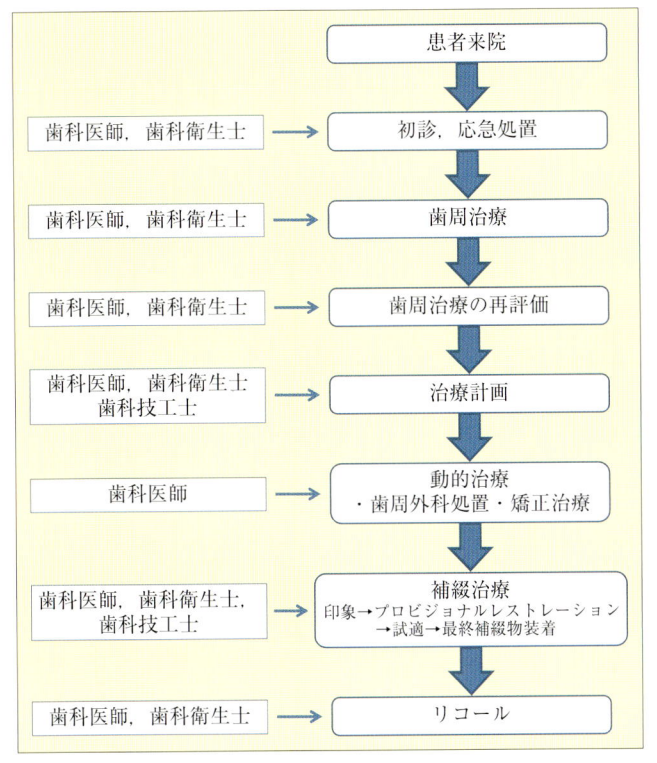

	患者来院	
歯科医師, 歯科衛生士 →	初診, 応急処置	
歯科医師, 歯科衛生士 →	歯周治療	
歯科医師, 歯科衛生士 →	歯周治療の再評価	
歯科医師, 歯科衛生士 歯科技工士 →	治療計画	
歯科医師 →	動的治療 ・歯周外科処置・矯正治療	
歯科医師, 歯科衛生士, 歯科技工士 →	補綴治療 印象→プロビジョナルレストレーション →試適→最終補綴物装着	(若林健史:歯周治療の目的と流れとチーム内の役割分担を知ろう QDT, 32:30, 2007 より改変)
歯科医師, 歯科衛生士 →	リコール	

図6-4 治療の流れ

綴物がセットされるところを見ると歯科技工士としては非常に励みになり，単なるもの作りではなく医療従事者として「やりがい」を感ずることでしょう．補綴物がセット後，適合良く，痛くなく，見た目にも美しく，おいしく噛めるということになると歯科技工士としては，大いなる喜びとなります．患者さんの痛みが分かり，患者さんの身になって歯科技工を行い，作業用模型の向こうには患者さんがいるということを常に意識しなければなりません．

　また，チーム医療の中における自分自身の能力を高めるためには，多くの文献や論文を読み，多くの講習会やスタディーグループなどに積極的に参加することにより，種々な症例について学ぶことが重要です．さらに，自ら発表にも参加することにより自己のモチベーションを高めていくことではないでしょうか．

　歯科技工士一人ひとりが歯科界の一端を担っていることを自覚して，歯科医師，歯科衛生士および歯科技工士が社会に対してアピールしていくことが必要です．歯科技工士も技術に偏らずに，人としての教養や医療技術者としての感性を磨くことによって，歯科界全体をレベルアップさせていくべきではないでしょうか．

(日本大学歯学部附属歯科技工専門学校　椎名　芳江)

第7章 関連組織とのかかわり

1 広い視野が必要

　多方面から理想的な歯科医療や歯科医院のあり方について沢山のご意見を本書でお読みいただけたかと存じます．これで院内環境も整い，来院する患者さんのお口の健康を維持・管理をすることができるでしょう．ではこれで歯科医療従事者として完成したといえるのでしょうか？われわれは歯科医師，歯科衛生士，歯科技工士として来院した患者さんへの治療と管理を行うだけでいいのでしょうか？われわれの資格が法律でどのように位置づけられているのかを調べてみました．日本歯科医師法第一章第一条には「歯科医師は，歯科医療及び保健指導を掌ることによって，公衆衛生の向上及び増進に寄与し，もつて国民の健康な生活を確保するものとする．」また歯科衛生士法第一条の歯科衛生士の資格として「歯科疾患の予防及び口腔衛生の向上を図ることを目的とする．」さらに歯科技工士法第一条，歯科技工士の資格においては「歯科医療の普及及び向上に寄与することを目的とする．」とあります．これら歯科医療の法律からみても，われわれの仕事がただ目の前の患者さんだけが豊かになればいいということではないようです．身近な患者さんの口腔内の健康を確保し，それを維持・管理していくのは当然で，それを広く国民に健康教育として啓蒙活動する義務があるのです．国はわれわれの仕事をもっともっと幅広く捉えているようです．

　さらに歯科医学も自然科学を主体としており，考え方や手技，材料などが終わりなく進歩・発展します．われわれにはこれらの発展した医学を常に学び，院内に取り入れ，患者さんにフィードバックする義務があるのです．

　ではこれらの健康教育や啓蒙活動，また新しい医学への学習はどうやって行っていけばよいのでしょうか？いろいろな講習会やセミナーを受講することも大切ですが，私は専門の学会や勉強会に入会することをお勧めいたします．それは学会がその専門的な考えを探求し，知識を高めるために有効なだけでなく，定期的に大会や研修会を開催し，会員のためとなる企画を常に提供しているからです．そしてそれらの情報は案内となって会員に送付されます．また勉

強会では，いろいろな先生や歯科衛生士，歯科技工士の考え方やとらえ方などの臨床を身近に触れることができます．また，3章でも述べましたが，臨床家研鑽の場は症例発表です．症例発表を行うということは，自分が診療にあたった患者さんの検査値や口腔内写真などの資料を整理し，処置した内容をふり返り，その中で患者さんのお仕事や家族構成などの背景や，治療を通じてどの様なコミュニケーションがあったのかなど，症例を細部まで見返すことができるからです．学会や勉強会で症例発表をすることは自分の肥やしとなること間違いありません．

2 学会活動

すでにご自身の専門とする学会へ入会している方もいらっしゃることと思います．まだ未入会の先生やコ・デンタルスタッフの方もおられるかもしれません．その様な時は，身近な方が入会している学会を調べてみることをお勧めします．会に参加するとなると，会費の納入方法や大会や研修会へのエントリーの方法などわからない事が多いと参加をためらいがちになってしまいますので，学会のHPを確認したり，どこかの会に入会されている先生にご相談するのも良いと思います．また，コ・デンタルスタッフの方は院長が所属している学会を調べてみるのもよいと思います．学会によっては準会員制度を設けていて，入会金や年会費などが好条件であったりすることもあります．

私は日本歯周病学会や日本口腔インプラント学会に所属しておりますが，開業医が主体となって活動している日本臨床歯周病学会には積極的に参加しております．この会は正会員以外の準会員制度も設けられており，歯科技工士や歯科衛生士スタッフも全員準会員として入会しているだけでなく，学会の委員として運営にも参加しています．学会の委員には卒後間もないドクターや歯科衛生士から臨床経験20年を超える雑誌等でもお馴染みの先生まで籍をおいており，臨床での悩みを聞いてもらったり，多種多様な情報を得たりと大変恵まれた環境であります．委員の仕事は責任もあり大変ですが，お誘いの声がかかった節は必ず受けて積極的に学会へ参加することをお勧め致します（図7-1, 2）．

3 歯科医師会，歯科技工士会，歯科衛生士会

先ほども述べましたが，医療に従事するものとして国民への健康教育や啓蒙活動や健康診断の受診勧奨，健康教室の開催など，予防医療の一環として，保健活動を推進する義務があります．歯科医師会では市民講演会の開催や地区活動の一環としての歯磨き指導教室などの催し物を開催し，健康教育に勤しんでおります．私も所属している歯科医師会が開催しています区民イベント事業において「むし歯予防」の講演会の講師として協力した経緯があります（図7-3）．講演会は，歯科医師会会員の医院に勤務している歯科衛生士とシンポジウム形式で開催致しました．また，当日は当院のスタッフも受付や会場整備

図7-1　学会で発表する筆者

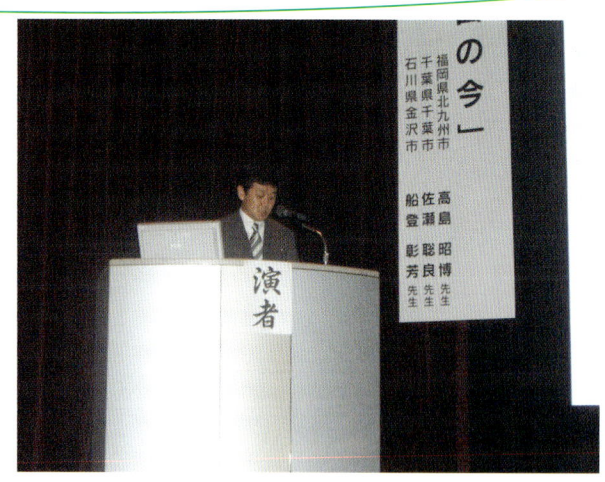

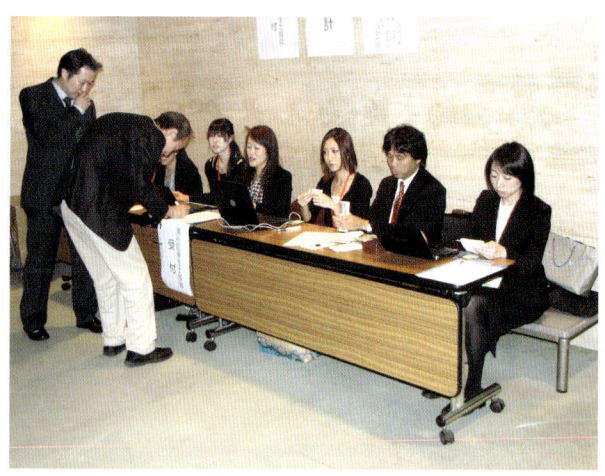

図7-2　学会で活動する歯科衛生士委員の方々

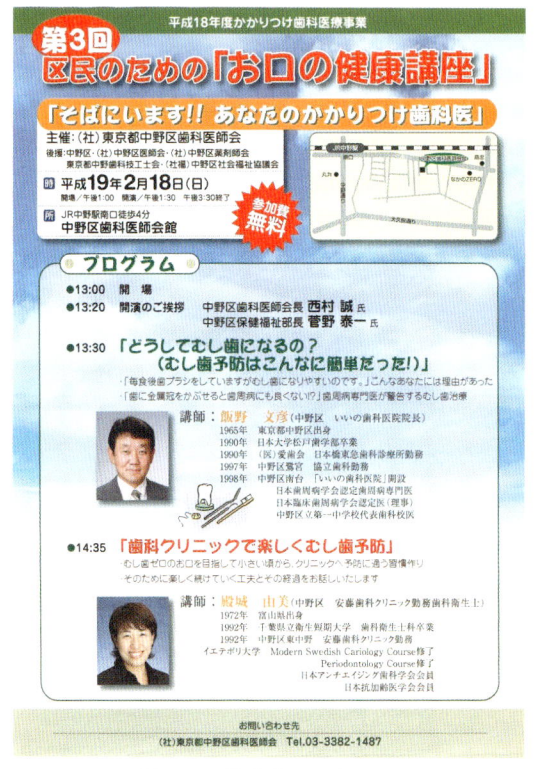

図7-3　講演会用のちらし

　など会へのサポートを致しました．市民講演会は一度に多数の方へ健康教育が可能で，医院で一人の患者さんにお話することと比べると大変効率的です．また市民講演会を聴講する方は一般の方がほとんどです．したがって難しい医学用語は控えて，わかりやすい言葉でお話ししなければなりません．この様な経験は日頃の臨床にも大変役立ちます．講演会の講師のお話が身近にないかもしれませんが，演者がどの様な言葉を用いて説明しているのかを掴むチャンスです．積極的に参加して頂きたいと願います．

　また，1章でも述べましたが歯科医療をとりまく環境は年々悪化しておりま

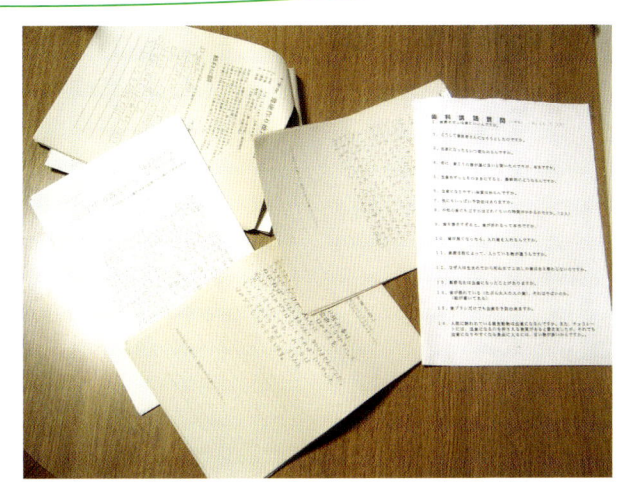

図7-4　質問・感想用紙

す．それは皆さんの働く環境も厳しい状況となっているということです．職業としての歯科医業の充実や制度の改善などの要望は，個人の意見としては国や地方自治体へは届きにくいのが実情です．意見は組織や団体として訴えた方が効果的です．自らの職業としての環境をより良いものとするためにもぜひ歯科医師会や歯科技工士会，歯科衛生士会へ所属し，積極的な意見の発言をお願いしたいと思います．

4 学校歯科保健事業

学校歯科保健事業は，「児童，生徒，学生及び幼児並びに教職員の健康の保持増進を図るため学校歯科保健に関する調査研究を行うとともに，学校保健の普及及び振興に努め，もってその円滑な実施に寄与することを目的とする．」とあります．このことからも生徒のみならず教職員を対象とした健康保健活動に努めなければなりません．

私は毎年生徒を対象とした「むし歯予防と食生活」に関する講演会を行っております．生徒に話した内容は，当院の歯科衛生士も理解しておく必要があるため一緒に参加しております．

また，講演会の後は質問と感想を生徒全員に書いてもらっています．生徒の素直な意見は次年度の講演会に反映させております．年を重ねるごとによりわかりやすいプレゼンとなっているようです．そして答えやコメントは，生徒の気持ちが離れないようなるべく早くに返答することにしております（図7-4）．

学校歯科事業には歯科健診もあります．健診用紙記録者として医院のスタッフにお手伝いをお願いしています．同席することで学校歯科事業に参加する意識を持ってもらいたいこともありますが，学校歯科健診と診療室での診断に違いがあることも感じとってもらいたいのです．学校歯科健診で「むし歯」とされた歯も医院でエックス線写真検査によって「治療の必要なし」となるケースが多々あります．それは以前の学校保健法は「むし歯を早期に発見し早期治療

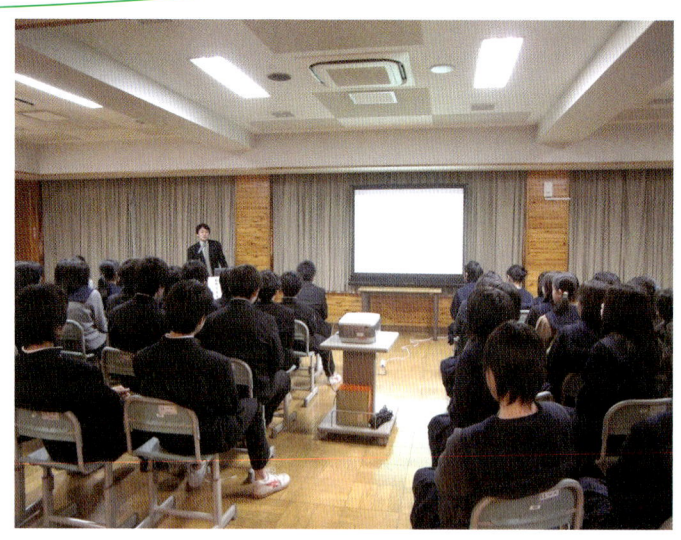

図 7-5　校医を務める中学校で講義をする筆者

を勧める」ことが健診の目的でしたが，現在はカリオロジーの考え方が定着し，「むし歯かどうかの診断」より「治療の必要性があるかないかの診断」を重要視することが提唱され，治療するよりも再石灰化を促した生活改善が有効であるとされてきたからです．この様な症例にも「むし歯発症のプロセス」をしっかりと理解することで，保護者や学校教育者にも適切な説明と対応ができる様になってほしいからです（図 7-5）．

DMFT はむし歯の経験を表した数値であり，修復物や補綴物の施された歯はむし歯とカウントされるべきなのですが，日本では「処置歯」とされ，保護者や学校教育者へは「むし歯とは別物」の様に捉えられています．このことは再石灰化を期待している初期う蝕歯を保有している生徒に治療勧告書が配られ，沢山の歯に修復または補綴処置が施された生徒には治療勧告書が配られないという皮肉な事態が発生する危険があります．「むし歯」の項目の中に「処置歯」と「要検査歯」などの様に振り分けるなど，早急に適切な指導書に改善すべきと思います．

5 おわりに

以上の様に医療従事者として必要な院外活動をまとめてみました．学会に参加することや地域の歯科医師会や学校歯科保健事業などは，日常の臨床に直接関わりのない活動の様に見うけられがちです．また私たちが従事している歯科医療は直接人の死に結びつく様な医療ではありません．しかし，むし歯や歯周病の治療や予防，啓蒙活動や健康教育を行うことで患者さんや周りの人が自分の健康感を見直してくれたら，それは医療従事者としてこの上ない喜びではないでしょうか．国民の健康な生活確保を応援することがもっとも必要な医療活動ではないでしょうか．

（（医）社団創美会　いいの歯科医院　飯野文彦）

おわりに

　最後までお読みいただき，まことにありがとうございます．

　誰もが歯科医療という崇高な職業に，あこがれと期待をもって進んで来たことでしょう．私もそのひとりです．小学校5年生の時の「私の夢」という作文で「将来は歯医者になって，歯が痛くて困っている人を助けたい」と書いています．40年以上前の歯科界は，子どもの目から見てもとても輝かしい世界に見えました．

　立派な家に住み，高級な車に乗り，海外旅行に行き……と良いことだらけのオンパレードです．そして，その夢の実現に向けて歯科大学に入り，ようやく卒業し歯科医師国家試験に合格して，夢と希望を持って歯科医師になりました．しかし，時の流れは様々なものを変えていきます．それまでは，あこがれの職業のひとつであった，歯科医師という職業をしだいに不人気の職業へと変えつつありました．そして今の厳しい歯科氷河期を迎えるに至りました．

　しかし，そんな中でも，本書にご執筆いただいた先生方のように，自分の得意分野を生かして，他医院とはひと味も二味も違った診療を展開している方もいらっしゃいます．自分の考え方一つで輝くことができるのです．どうか皆さん，どんな時代になっても子どもの頃の夢を忘れずに，悔いのないよう一歩一歩遥か彼方の道標に向かって日々精進してください．そして，本書がそのガイドブックになれたら幸いです．

若林健史

索引

●あ行

挨拶 29
アシスタント 6, 8
アメニティ 31, 71
安心感 28
アンテリアガイダンス 63

医院全体のシステム 66
医院の特色 40
医師 6
移乗 99
位相差顕微鏡 49, 61
一般歯科医 85
癒し空間 31
医療面談 28
院長 6, 8
院内技工 9
院内発表 42
インフォームド・コンセント 4, 13, 39, 53
インプラント技工 101

受付 6, 8
う蝕学 105

栄養士 9
笑顔 29
エックス線10枚法 60
エックス線写真 22, 116

応急処置 81
オーラルフェイシャルデザインセンター 78
楠の立て板 85
オプションプログラム 24

●か行

介護医療 4
快適空間 31
回復期 99
回復期リハビリテーション 97
カウンセリング 13, 17, 19, 20, 48, 60
カウンセリングルーム 65

科学的な裏づけ 75
科学的な論拠 80
かかりつけ医 67
各医療環境 97
各専門職 97
拡大スコープ 86
拡大治療 85
拡大ツール 86
学会・スタディグループ 73
学会活動 119
学校歯科健診 121
学校歯科保健事業 121
看護師 9
患者サービス 8, 34, 36
患者さん主体の歯科医院 50
患者さんとの信頼関係 42
患者さんは満足 115
患者主導 85
患者のニーズ 6
患者本位 13
感性を磨く 117
間接照明 90
完全個室 91
がん治療 9
管理 44

気配り 26, 29
技術 7
基礎治療計画 81
基礎資料の収集 81
機能 80
救急医療 9
教外別伝 17
矯正歯科 51, 53
矯正歯科医 52
矯正装置 51, 52
矯正治療 51, 52, 86
協調 99
協調性 31
協働 99
業務範囲 7

共用試験　104
居宅介護支援専門員　98

くいしばり　64
グラフト　86
グルタールアルデヒド　47
クレンチング　64

経営規模　6
経営手腕　6
経営方針　25
珪藻土　89
啓蒙活動　118
結合組織　86
健康科学　107
健康教育　118
健康行動　110
健康づくり　110

コ・デンタル　106
抗菌剤　61
抗菌療法　11
口腔衛生指導　62, 69
口腔状態　18
口腔成育　73
口腔全体の健康　83
口腔内　101
口腔内写真　53
口腔内全般の専門知識　116
口腔機能療法　97
咬合調整　62
口腔保健専門職　107
高次・専門医療機関　73
高次医療機関　72
厚生労働省白書　6
構造　80
高齢社会　110
誤嚥予防　99
心の癒し空間　79
コスメティック　88
骨造成　86
骨補塡材　86
コミュニケーション　12, 29, 89, 115
雇用関係　7, 69

コンサルテーション　92
コンシェルジュ　76
コンピュータシュミレーションソフト　53

●さ行

サービス　55
サービス業　6
サービス性　7
サービス精神　6, 8, 14, 26
サービスの鉄則　29
サービスを超える瞬間　30, 37
細菌感染　20
細菌検査　11
最高の結果　75
再石灰化　122
再発防止　41
再評価　23
再評価　63
最良の製作物　103

シーラント　69
歯科医院設計の考え方　39
歯科医院の過剰　25
歯科医院の設立　4
歯科医院はサービス業　26
歯科医師　8, 101, 103
歯科医師会　72, 73, 119
歯科医師国家試験　105
歯科医師とスタッフの連携　65
歯科医師臨床研修　104
歯科医療とは　3
歯科医療の実態　1
歯科医療の魅力　2
歯科医療はサービス業　39
歯科衛生過程　109
歯科衛生行為　109
歯科衛生士　6, 7, 8, 62, 65, 101, 103, 106, 109
歯科衛生士会　119
歯科衛生士の心構え　94
歯科技工士　6, 9, 9, 101, 103, 106
歯科技工士会　119
歯科技工指示書　9, 101
歯科技工所　9
歯科診療医療費　26

125

歯科診療の補助　109
歯科知識　8
歯科治療費　57
歯科ドック　17
歯科用CAD/CAM　106
歯科用CT　68
歯科用レーザー　71
自己啓発　29，30
歯周基本治療　63，10，17
歯周外科処置　10
歯周組織　116
歯周病　59
歯周病原細菌　59
歯周病原細菌検査　61
歯周病治療　3，10
歯周病の原因　8
歯石の付着　23
歯槽骨　23
実技試験　105
湿度調整機能　89
写真撮影　69
修復治療の目的　80
修復プログラム　63
主訴　37，60
出血点　60
障害児（者）　68
笑気鎮静法　71
消毒　44
消毒・滅菌　91
小児歯科　67，69
情報を共有　115
親近感　28
人工物　102
診査　79
診査診断　75
診断　79
審美　75，83
信頼関係の構築　95
診療参加型臨床実習　104
診療設備　71
診療体系　40

水平診療　65
スケーリング・ルートプレーニング　7，21，62

スタッフ教育　41，95
スタッフ力　29
スタディグループ活動　31
スタンダードプレコーション　46
スプリント　63

誠意のある診療　93
生活習慣病　24
生活習慣問診表　17
清掃性　53
生物学的要件　80
精密歯科　85
世界基準　85
責任の所在　78
接客術　8
接遇　55
石膏模型　53
摂食・嚥下機能訓練　112
接着歯学　105
セメント質　22
セルフケア　112
全身疾患　8
専門職スタッフ　9
専門性　111
専門的口腔ケア　111
専門の学会　118

早期接触　60
総合歯科診療　85
総合診断　81
「想像」から「創造」　78
ソーシャルワーカー　9
ソケットプリザベーション　87
啐啄同時　16
ソフト面　39

●た行
大学院　107

地域活動　73
地域サービス　38
地域住民　107
地域特性　67
地域保健活動　71

地域密着型　38
地域連携システム　72
チーム　101
チーム医療　9, 10, 11, 66, 94, 101, 111, 115
チームの一員　9
チーム力　31
長期的な安定　81
治療経過　58
治療計画　75, 79
治療後の管理　41
治療サービス　58
治療と経営の両立　78
治療内容　13
治療方針　19, 60, 63

定期検診　24, 37, 69
ディスポーザブル　44, 91
デジタル画像　9
デジタル化による合理性　68
哲学者・カント　17
デンタルトライアングル　102
電動歯ブラシ　21

導線　67
糖尿病　9
トータルマネジメント　98
ドクター・ゴールドマン　10
ドクター・ショッピング　34

● な行
ニーズ　110
ニーズ判断　109
妊産婦　70

眠くなるような診療室　90

● は行
パーソナル情報　13
パーソナルハンドメイド　103
バーティカルストップ　63
パートナーシップ　69
ハード面　39
歯ぎしり　64
バックグラウンドミュージック　90

発注者と受注者　9
歯並び　51
歯の機能・審美　9
バリアフリー　89, 90

ヒアルロン酸注入　88
ピーター・ドラッガー　31
ヒーリング　31
病診連携　98

フェーズ（段階）　10
福祉　99
フッ素塗布　69
プライベート・クリアー・バリアフリー　67
プライベート・タイム　13, 28
ブラキシズム　64
ブラッシング　7
ブラッシング圧　21
ブラッシング指導　20
プレ・カウンセリング　32
プレスシステム　88
プロ意識　8
プロービングデプス　60
ブロック骨移植　87
プロビジョナルレストレーション　63
プロフェッショナル・メカニカル・トゥース・クリーニング　64
プロフェッショナルとしての意識　96
プロフェッショナルなサービス　77

ベーシックプログラム　24
勉強会　118

報告　78
方針　13
保健行動　110
ポストカウンセリング　24
補綴修復処置　10
補綴処置を成功　116
補綴専門医　85
補綴物　101

● ま行
マイクロスコープ　86

マタニティ・クラス 70
マタニティクラス 71
慢性期医療 99

ミーティング 56
ミニマルインターベンション 105

むし歯発症のプロセス 122
無料保育システム 73

メインテナンス 10, 24, 64
滅菌 44
メンタルケア 9
メンテナンスの始まり 81

模型 101
モチベーション 117
モックアッププロビジョナル 76
もの作り 117
問診 17
問診票 53
問題点抽出 81
問題点を分析 78

● や行
薬液消毒 91
薬剤師 9
やりがい 117

ユニバーサルプレコーション 46

良い補綴物 102
抑制具 71
予診表 18
予知性 85

予防的対応 4
予防プログラム 61, 71

● ら行
ラポール 92

リスク管理 99
リハビリテーション 9
リハビリテーションカンファレンス 97
良質な歯科医療行為 115
療養型病院 97

レイアウト 56
レストレナー 71

● わ行
和敬静寂 17
ワックスアップ模型 76

● 英数字
4年制の学士課程 107
A.a 菌（Actinobacillus actinomycetemcomitans） 61
AAED 88
AAFE 88
Botox 療法 88
CBT 104
EBM 100
ISORAPID 91
MTM（歯の小矯正） 22
O' Leary の Plaque Control Record（PCR） 111
OSCE 104
P.g 菌（Porphyromonas gingivalis） 61
PMTC 64
QOL（生活の質） 12

執筆者一覧

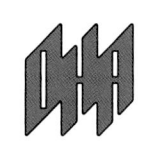

編著

| 飯野　文彦 | （日本大学松戸歯学部卒業，（医）社団創美会　いいの歯科医院） |
| 若林　健史 | （日本大学松戸歯学部卒業，（医）社団真健会　若林歯科医院） |

執筆

飯野　文彦	（（医）社団創美会　いいの歯科医院）
石谷　昇司	（医療法人麗歯会　石谷歯科医院）
伊藤美季子	（社会医療法人若弘会　わかくさ竜間リハビリテーション病院）
遠藤　圭子	（東京医科歯科大学歯学部口腔保健学科成人口腔保健衛生学分野）
菊田　大士	（麻布十番Dデンタルオフィス）
北原　信也	（ノブデンタルオフィス）
杉山　晶二	（医療法人社団矯晶会　杉山矯正歯科医院）
椎名　芳江	（日本大学歯学部附属歯科技工専門学校）
田中　晃伸	（タナカ歯科医院）
津久井貴光	（ターテック・デンタル・アート・クラフト）
永瀬　佳奈	（松尾歯科医院目黒診療所）
福島　正義	（新潟大学大学院医歯学総合研究科　口腔生命福祉学講座　口腔保健学分野）
若林　健史	（（医）社団真健会　若林歯科医院）

（敬称略・五十音順）

歯科医院のホスピタリティ―チーム医療のススメ―

2010年6月21日　第1版・第1刷発行

編著　飯野文彦／若林健史
発行　財団法人　口腔保健協会

〒170-0003　東京都豊島区駒込1-43-9
振替 00130-6-9297　Tel 03-3947-8301（代）
Fax 03-3947-8073
http://www.kokuhoken.or.jp/

乱丁・落丁の際はお取り換えいたします．　　　　　　印刷・製本／木元省美堂
©Fumihiko Iino, et al. 2010. Printed in Japan〔検印廃止〕
ISBN978-4-89605-265-7　C3047

本書の内容を無断で複写・複製・転載すると，著作権・出版権の侵害となることがありますので御注意ください．

JCOPY <（社）出版者著作権管理機構　委託出版物>
本書の無断複写は著作権法上での例外を除き禁じられています．複写される場合は，そのつど事前に，（社）出版者著作権管理機構（電話 03-3513-6969，FAX 03-3513-6979，e-mail:info@jcopy.or.jp）の許諾を得てください．